新安医学特色系列教材

新安医学五官科精选

（供中医学类、中西医结合类专业用）

主　编　宋若会

副主编　屠彦红　周宿迪

编　者（以姓氏笔画为序）

朱　玲（安徽中医药大学第一临床医学院）

吴飞虎（安徽中医药大学第一临床医学院）

宋若会（安徽中医药大学第一临床医学院）

陈　义（安徽中医药大学第一临床医学院）

金　龙（安徽中医药大学第一临床医学院）

周宿迪（安徽中医药大学第二临床医学院）

郝静华（安徽中医药大学第一临床医学院）

屠彦红（安徽中医药大学第一临床医学院）

审　订　郑日新

中国健康传媒集团

中国医药科技出版社

内 容 提 要

本教材是"新安医学特色系列教材"之一，精选具有新安医学特色与创新的学术思想及临证经验，按照"耳科学""鼻科学""咽喉口齿科学""眼科学"分类，并以中医现代病名为纲，病因病机、辨证、治则、方药为目进行编写，发遑古意与融会新知结合，总结新安医学五官科特色精华，传承发扬新安医学，推动中医五官科学的发展。

本教材可供中医学类、中西医结合类专业师生教学使用。

图书在版编目（CIP）数据

新安医学五官科精选 / 宋若会主编 . -- 北京：中国医药科技出版社, 2024. 9. -- （新安医学特色系列教材）. -- ISBN 978-7-5214-4890-0

I. R276

中国国家版本馆 CIP 数据核字第 2024RC8246 号

美术编辑　陈君杞
版式设计　友全图文

出版　**中国健康传媒集团** | 中国医药科技出版社
地址　北京市海淀区文慧园北路甲 22 号
邮编　100082
电话　发行：010-62227427　邮购：010-62236938
网址　www.cmstp.com
规格　787 × 1092mm $^1/_{16}$
印张　6 $^3/_4$
字数　161 千字
版次　2024 年 9 月第 1 版
印次　2024 年 9 月第 1 次印刷
印刷　北京京华铭诚工贸有限公司
经销　全国各地新华书店
书号　ISBN 978-7-5214-4890-0
定价　**39.00 元**

获取新书信息、投稿、为图书纠错，请扫码联系我们。

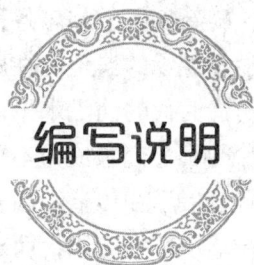

编写说明

　　新安医学是中国传统医学中文化底蕴深厚、流派色彩明显、学术成就突出、历史影响深远的重要研究领域，是徽学的重要组成部分。作为"程朱阙里""理学故乡""儒教圣地"的徽州是一片盛产"文明"的土地，新安医学正是这一文化土壤的不朽产物，在中国医学史上写下了灿烂的篇章，对中医学的发展作出了巨大贡献。

　　新安医学以历史悠久、医家众多、医著宏富而著称于世。据考证，自宋迄清，见于资料记载的新安医家达800余人，其中在医学史有影响的医家达600多人，明清两代更是新安医学鼎盛时期，故有中医人才"硅谷"之称。

　　医著方面，据《新安医籍考》所载新安医家共编撰中医药学术著作800余部。如南宋张杲《医说》，是我国现存最早的医史传记类著作；明代吴崑《医方考》是我国第一部注释方剂的专著；江瓘《名医类案》是我国第一部研究和总结历代医案的专著；方有执《伤寒论条辨》开错简流派之先河；清代郑梅涧《重楼玉钥》是我国第一部喉科专著。在近代中医所推崇的"全国十大医学全书"之中，出自新安医家的就有明代徐春甫《古今医统大全》、清代吴谦《医宗金鉴》和程杏轩《医述》3部。此外，明代孙一奎《赤水玄珠》，陈嘉谟《本草蒙筌》，清代汪昂《汤头歌诀》《本草备要》，程国彭《医学心悟》，吴澄《不居集》以及迁徙苏州的叶天士《临证指南医案》，都是临证习医者的必备参考书，被中医高等院校编入教材。

　　新安医家在医学理论、临床医学和药物学等方面皆多有建树，一些学说已成为当代中医理论的重要组成部分。如明代汪机融李东垣、朱丹溪之学而发明"营卫一气"说，提出了"调补气血，固本培元"的思想，开新安温补培元之先河，并最先提出"新感温病""阴暑"说，在外科上主张"以消为贵，以托为畏"。孙一奎临证体验到生命"活力"的重要性，用"太极"对命门学说进行阐发，创"动气命门"说，揭开了命门学说指导临床的新篇章。方有执大胆将《伤寒论》整移编次，创"错简重订"说，开《伤寒论》错简派之先河，揭开伤寒学派内部争鸣的序幕。吴澄专门研究虚损病证，创"外损致虚"说，与叶天士"养胃阴说"相得益彰；余国珮创万病之源、"燥湿为本"说，皆当时"医家病家从来未见未闻"之学术见解。郑梅涧创论治白喉"养阴清肺"说；程国彭《医学心悟》总结"八字辨证"说，创立"医门八法"说；汪昂《本草备要》《汤头歌诀》创"暑必夹湿"说，是对王纶治暑之法"宜清心利小便"的重要发挥，为叶天士以后的暑病治疗建立了基本原则。

新安医学临床各科更是名医辈出。数十家世代相传的"家族链"享誉各方，成为中医学术继承的典范。在数百种现存的临床专著中所提出的精辟见解、理论和方法，均代表了明清时代的前沿水平。新安医家的临床经验集中反映在数十部医案专著中，数百种疾病诊治的真实记录成为不可多得的珍贵财富。新安医家的学术思想通过丰富、生动的医论医话得以展示和传播。新安医家创造性地提出方剂分类理论，创制众多历验不爽的新方至今仍在临床广为应用，而对中药精辟阐发的本草著作传播极为广泛。

　　新安医学众多医家各抒己见，兼收并蓄，形成了众多的学派，主要有明代汪机开创的"温补培元"派，方有执为代表的《伤寒论》的"错简重订"派，清代郑梅涧为代表的"养阴清润"派，叶天士为代表的"时方轻灵"派，汪昂为代表从事医学科学普及的"医学启蒙"派，以及经典注释家中的"改革创新派"等。一些学术派别已成为当代中医各家学说的重要一支，是中医学宝库中不可分割的重要组成部分。

　　为了更好地传承创新发展新安医学，我们组织编写"新安医学特色系列教材"，力求做到短小精练，易教易学。"新安医学特色系列教材"涉及新安医家学术、医案、医话、医论、方药、针灸以及内、外、妇、儿、五官各科，是在原始文献基础上的一次关于新安医学学术特色和临床成就的集中总结和提炼。《新安医学导论》《徽文化概论》从总体上对新安医学及其文化基础进行介绍。《新安医学学术思想》对新安医家群体的学术思想进行提炼，理论联系实际，阐发学术特点，突出临床应用。《新安医学医案精选》纲目明细，突出新安医家的独特治验和用药风格，使新安医家临床经验更易于师法。《新安医学医论医话精选》对一些医论医话进行精选，介绍一批优秀的新安医家原创经典之论。《新安医学方药精选》介绍新安医家在方剂和药物学方面显著成就，突出介绍原创方剂。《新安医学内科精选》详细介绍了新安医家对内科疾病的病因、病机、诊断、治疗等方面的经验。《新安医学外科精选》集中展现了新安医家在外科和骨伤科领域的临床成就。《新安医学妇科精选》系统整理了新安医家的妇科临证经验。《新安医学儿科精选》对新安医家儿科成就进行了精辟的介绍；《新安医学五官科精选》介绍了新安医学五官科临床创新的独到特色。新安针灸医家的学术特点和成就在《新安医家针灸学说》中得到系统的介绍。而《新安医学概论》（上、下）则是适合于普通班教学的浓缩本。"新安医学特色系列教材"的编写，对培养真正的具有新安医学特色的高素质中医人才，将具有重大意义。

前言

《新安医学五官科精选》源于"教育部特色专业"——中医学专业新安医学特色教育和"新安医学教学改革试点班"的安徽中医药大学校内自编教材,是"新安医学特色系列教材"之一,是"特色专业"教学内容、教学方法改革的重要组成部分。

新安医学五官科名医辈出、名著宏丰,学术特色鲜明,临床经验独到,是中医学术研究的重要领域。

《新安医学五官科精选》是在阅读大量新安医学原著的基础上编写而成,教材中以中医现代病名为纲,病因病机、辨证、治则、方药为目,进行归类;对归类后的文献按新安医学著作时间先后进行纵向分析,理清学术源流;最后,与非新安的中医文献进行横向比较研究,总结出新安医学五官科学术精华与临床经验的创新之处、独到之处、特色之处。研究以新安医学文献为依据,采用传统方法和现代方法结合,回顾性研究和前瞻性研究结合,发遑古意与融会新知结合,总结出新安医学五官科特色精华。研究成果以特色教材的特点和体例进行编撰。

《新安医学五官科精选》分为"耳科学""鼻科学""咽喉口齿科学""眼科学"四章,涉及28个疾病,每个疾病为一节,分别从"病因病机认识""病证诊断鉴别""治法方药发挥"和"临床证治经验举例"四个方面阐述新安医学五官科的学术精华。

本教材的编写过程中,新安医学郑氏喉科代表性传承人郑日新教授,在文献查阅解读、编排以及最后审订等方面等做了大量的工作,在此表示诚挚的感谢!

编 者
2024年4月

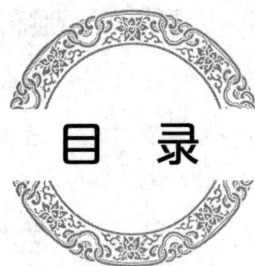

目　录

绪　论

新安医学五官科名医辈出，医著医案宏丰，具有鲜明的特色，取得了丰硕的学术成果，为五官科的学术发展做出了重要贡献。具体体现在"新安医学郑氏喉科学术特色""新安著名医家对五官科学术发展的贡献""新安眼科医家对五官科学术发展的贡献"和"新安医学五官科学术成就"四个方面。

一、新安医学郑氏喉科学术特色

新安医学郑氏喉科是中医喉科三大流派之一。郑氏南园喉科和西园喉科，一源双流，世传迄今达16世近500年，代有传人，凡38位业医者，精于咽喉（含口齿）科，旁及大小方脉；《中医大辞典》收载了郑梅涧等8位郑氏喉科医家；有《重楼玉钥》等28种医学著作；提出养阴清润、三针学说等新的学说，发明养阴清肺汤、紫正汤、地黄汤等50余首方剂。

（一）郑宏纲与《重楼玉钥》

郑宏纲，字纪元，号梅涧，别号雪萼山人，新安郑氏医学第8世（南园喉科第2代）传人。撰著有《重楼玉钥》《精选喉科秘要良方》《箎余医语》《痘疹正传》等。

《重楼玉钥》于1768年成书，郑梅涧契友方成培（字仰松，号岫云）作序，其子郑承瀚加注按语。是中医学第一部喉科专著，也是为我国首部中医喉科针灸学专著。道教谓咽喉为"十二重楼"（《黄庭经》），咽喉危急重症如重楼之门被锁闭，作者希望本书成为启锁咽喉疾病的钥匙，使生命复苏，故名之《重楼玉钥》。本书共两卷，记录了新安郑氏喉科三代五位医家（郑于丰、郑于蕃、郑梅涧、郑枢扶、郑既均）的临床学术经验，1838年刻行的苏城喜墨斋刻本为现存最早版本。

上卷17篇，分别阐述咽喉的解剖、生理、病理、诊断和预后；咽喉危急重症、不治之症；喉科疾病的病名、病位、症状和治疗用药；列喉科36种喉风名称、发病部位、症状演变、施治用药等。认为喉风发病首责于风，与肺胃郁热相抟，引起气滞血涩，痰毒内生，治疗上气血并治，理气散血，逐风痰，拔热邪外出，采用针药并用，内外兼施的综合治疗措施。本书最早记载白喉，提出"邪伏少阴，盗其母气"虚燥致病理论，创"养阴清肺"法则和有效方药"养阴清肺汤"治疗白喉。下卷39篇，论述治疗喉风的针刺手法、要领和补泻秘诀；详述治喉病常用七十三个腧穴的部位、取穴、进针、出针等针刺操作方法及功用和主治等，提出了针灸治疗咽喉口齿唇舌疾病的"开风路针""破皮针"和"气针"三针学说，强调"以针法开导经络，使气血通利，风痰自解，热邪外出"治咽喉疾病。

《重楼玉钥》在学术上的原创性贡献主要有以下几个方面：提出白喉"邪伏少阴，盗其母气"虚燥致病理论，创养阴清肺，辛凉而散治则，发明"养阴清肺汤"治白喉；"拦定风热，气血并治"的咽喉急性热病治疗思想；"针药并用，内外兼施"的咽喉疾病综合治疗策略及治疗咽喉热病的"三针学说"，被奉为中医喉科圭臬。

（二）郑承瀚与《重楼玉钥续编》

郑承瀚，字若溪，一字枢扶，郑宏纲之子，新安郑氏医学第9世（南园喉科第3代）传人，著有《续重楼玉钥》《咽喉辨证》《白缠喉》《喉白阐微》《熟地黄论》等著作。

《续重楼玉钥》系郑承瀚与方成培合撰。1925年，裘吉生将《续重楼玉钥》《咽喉辨证》《白缠喉》三书合刊，收载于《三三医书》第三集，名之曰《重楼玉钥续编》，由杭州三三医社出版。《重楼玉钥续编》是继《重楼玉钥》之后，对郑氏喉科百年学术经验的阶段性总结，有以下6个方面的特色和创新。

（1）旁征博引各家诸说，详论咽喉诸证源流、诊脉、用药加减之理。

（2）论述咽喉诸症虚实寒热辨别方法，认为咽喉诸症的外因中，因感燥而发者多；提出从"形""色""痰涎""舌苔"辨别喉症虚实。首次指出痰涎的量与虚实证无关，痰涎的质地等与虚实证有关，还指出大小便闭结亦有虚实之分。

（3）汗吐下治疗咽喉重症。郑枢扶认为咽喉重症的治疗，宜采用"汗吐下三法合治，乃分三路以泻之"。

（4）首次指出中医喉科外用"吹药"亦须辨证施治，"证有不同，而吹药之治，亦须分别。良未可以一方而遍施也。"

（5）"忌发表、执养阴"说。新安郑氏喉科治疗咽喉诸证初起，忌发表、执养阴，创"辛凉而散兼养阴以制之"治疗法则。

（6）白喉证治。《重楼玉钥续编》在《重楼玉钥》的基础上，进一步阐明了白喉的因机证治及用药宜忌。首次表述"咽白喉""喉白喉""气管白喉"的不同临床表现，创新性地提出传染病初起即有属于"虚证"的论点，以"虚、燥"立论治疗白喉；创制白喉证治有效方药"养阴清燥汤"。郑氏喉科养阴清肺法治愈白喉比德国人发现白喉抗毒素治疗白喉早一个世纪，为中华民族防治重大疫病提供了研究思路和成功方法。

（三）《喉科杂证》

新安郑氏医学第9世（西园喉科第3代）传人郑承海著，于乾隆五十四年（1789年）成书，专述口腔科疾病的辨证治疗。郑承海认为，先贤对外因致病的辨证治疗可谓尽善，而于内因龙雷之火之辨，殆未细述其详。昔人禀质充满，外因之疾居多，所以其祖、父辈施治几十年，屡发屡中。今时不然，如不问虚实，一例施治，则实者得幸而愈，虚者含冤而毙。于是细考诸家，究其清、攻、温、下之法，乃制达、引、滋之秘，和从治、正治之规；条分缕析，汇集一册，庶免张惶，心无所主。因此，他在《喉科杂证》一书中，对咽喉证之虚、实、顺、逆，以及治法、立方等阐释颇为确切。

（四）《郑渭占医案》

新安郑氏医学第13世（西园喉科第7代）传人郑渭占（1882—1966）撰。郑渭占为歙县中医喉科名家，经县政府批准，于1941年出任歙县"中医审查委员会"委员，负责办理歙县中医喉科审查登记工作。《郑渭占医案》是其60年学术经验精华。

（五）《景岐医案》

新安郑氏医学第13世（南园喉科第8代）传人郑景岐（1918—1992）撰。郑景岐为安徽中医学院附属医院主任医师，首批国家级名老中医，从医50年，创建安徽中医学院中医喉科教学和临床科室；整理出版郑梅涧遗著《箑余医语》和郑枢扶遗著《喉白阐微》；参编全国中医院校二版教材《中医喉科学讲义》；完成科研课题"《重楼玉钥》校勘整理研究"（卫生部级）；完成《续重楼玉钥》《咽喉辨证》《喉白阐微》等书的校勘整理研究。《景岐医案》是其50年业医的学术精华。

二、新安著名医家对五官科学术发展的贡献

新安著名医家对中医五官科学的学术发展做出了重大贡献。

如汪机发明有"补肾丸"治肾虚脓耳，"聪耳益气汤"治气虚耳聋等；徐春甫创"芍药散"治脓耳，创"肉苁蓉丸"治耳聋、耳鸣，创"秘效方"外治口糜，创"白芷散"治大寒犯脑牙痛，创"甘露饮"治脾胃湿热牙宣，创新"下法"治眩晕，复合磁疗法及中药贴涌泉穴治疗耳聋等。

孙一奎指出疮疡痈疽的证型与病程相关；不可滥用苦寒、畏投甘温。临床以太极阴阳之说察寒热虚实，究元阳温补之法，善用参、芪，培本固元治眩晕；治"三阳合病"，耳聋用三阳药，以求战汗达邪去正安，均具有特色。

吴崐创"知柏地黄丸"治脓耳肾元亏损证；创外治口糜方"口糜散"并创"柴胡地骨皮汤"升清降浊治口糜；力倡针灸三阳五会之百会穴治疗眩晕。

程国彭创"半夏白术天麻汤"治"湿痰壅遏"眩晕，创新性地发现"大虚"眩晕治需"破格投剂"且"坚守不移"；创"加味甘桔汤"治实火喉痹；首用"清空膏"治疗风热鼻渊伴明显头痛者；创用"探吐""藜汁搅痰"等吐法治疗喉痈。

吴谦创"五味消毒饮"汗法治鼻疔表证；邪在半表半里，创"先攻里、后发表"治则；首次提出鼻疔溃后虚证宜平补，忌补早、忌温补的治则；创"双解通圣散"治阳明胃经风火凝结的唇风；发明"黄连膏"外抹治疗唇风；导赤散老方新用，利小便、泻心火治心火口糜；创"连理汤"治疗脾虚湿热口糜、"少阴甘桔汤"治阴虚邪热口糜；创"加减四物汤"治风赤疮痍等。

王仲奇治慢喉痹阴虚液燥，选用大剂量鲜药（鲜生地、鲜石斛、鲜苇茎）为君，"润喉清燥利咽"，取效快捷。慢喉痹"水竭金枯"，注重化痰散结为先，用蛤黛散、千金苇茎汤、川贝枇杷膏三方加味，选方及所用的冬瓜子、野蔷薇花均独具特色。

三、新安眼科医家对五官科学术发展的贡献

（一）《眼科验方》

明代眼科著名医家程玠著，成书于成化年间。程玠，字文玉，号松崖。明朝进士，官至观户部政，医名播京师。其《眼科宝籍》可与傅仁宇的《审视瑶函》媲美，且早百余年。书列眼科证治，绘有眼图，有症有方，图文并茂，颇为实用；对很多眼科疑难杂症作

了透彻的原理分析,把眼病的病机归纳为风、火、虚三者,明辨虚实,分症论治。是书创制多首良药验方,用药轻灵,对症检方,辄见奏效。程玠还著有《松崖医经》《简明眼科学》《脉法指明》《医论集粹》《眼科易知录》《眼科秘方》《眼科宝籍》《眼科应验良方》等存世。

(二)《丹台玉案》

明代新安医家孙文胤撰,是一部综合性医书,全书共六卷。刊于1636年(较《审视瑶函》早12年)。《丹台玉案·卷之三·眼疾门》立方20首,为作者在多年眼科临床治验基础上创立的新方或荐用方,书中还详述了方剂的适应证、用法及加减法。现存多种明、清刻本。

(三)《眼科心法要诀》

清代吴谦主编,1742年成书,是我国重要的眼科专著之一。是书总论眼科诊法,将眼科疾病分为内障24证,外障48证,并增加"能近怯远"等十余种眼科病证。共载内服方剂100余首,创"加减四物汤"(治风赤疮痍"脾经风热"证)等著名方剂,用防风、细辛、大黄等药物治疗眼病具有特色。

(四)《眼科要旨》

新安医家张廷桂著。《眼科要旨》分上、中、下三卷,凡36目,详论眼科疾病之病因病机、诊法、辨证、治法、方药,是新安医学重要的眼科专著。张廷桂还著有《舌图辨证》。

四、新安医学五官科学术成就

王乐匋教授《新安医籍考》载,五官科专科文献约有30余种,综合性医著中亦有五官科内容。初步研究发现创新点达172处,兹提纲挈领阐述如下。

(一)创新病因病机

新安医家在五官科疾病的病因病机创新达42项。如郑氏喉科发明乳蛾虚证由"下焦阴火上冲""感燥而发,乃本于水亏,不能制火"的病机;郑梅涧指出了白喉"邪伏少阴,盗其母气"和疫病初起即有"虚证"两个论点;新安医家首次创新性地提出了口糜"虚火上炎"说,弥补了清代以前对口糜病因认识的不足。

(二)创新辨证方法

郑氏喉科首次发明"喉痈虚实证与痰涎的质地稠薄、色泽清浊、数量多寡相关"的喉痈病辨证方法;首次提出咽白喉、喉白喉、气管白喉不同的临床表现及其和疾病轻重的关系;郑氏喉科从口疮的颜色、疼痛时间辨虚实,首次指出口疮色白多属于虚热。吴谦从口疮多寡和局部的颜色相结合辨证,指出口疮颜色艳红、满口烂斑肿为实证,口疮颜色淡红、肿点微稀为虚证。吴谦指出口糜"五味内溢",均属热证;暴发赤肿痛甚,多为实热,日久色淡疮白为虚热。郑氏喉科认为口糜色白不全是肺热，凭脉诊可以鉴别实热和虚火。这些诊断的经验均有独到之处。

（三）创新治则治法

徐春甫创新"下法"治眩晕；程国彭发现"大虚"眩晕用补法，需"破格投剂"且"坚守不移"。汪昂发明泄肝火，利前阴治湿热耳聋；吴谦创"脓净滴之"的滴耳给药方法有利于药物吸收；郑梅涧治实证喉痹首创"拦定风热""气血并治"的治则，注重病势的"截断扭转"，防止疾病的传变；郑枢扶治疗伤燥口疮强调养阴清润，忌表散，并指出"下焦阴火，或因寒凉过甚，而唇舌反现紫赤色、渴不喜饮，以及感燥气而致者，必须养阴清润"。

（四）创制新的方剂

新安医家治五官科疾病创新发明新方68首，如汪昂创制龙胆泻肝汤治湿热耳聋；程国彭创半夏白术天麻汤治"湿痰壅遏"眩晕；徐春甫创治眩晕"简便效方"；程国彭创月华丸治喉癣咳嗽；郑氏喉科创制射干汤治梅核气，创养阴清肺汤治白喉，创秘授甘露饮治喉癣，创外治吹药口疳散治口疮等；徐春甫创制甘露饮治牙宣。

（五）发明老方新功效

新安医家在医疗实践中，发明原有名方的新功效和病症治疗范围，老方创新达22首。如吴谦发明六味地黄丸治肾精不足、虚火炎上的耳聋，用导赤散"利小便、泻心火"治疗口糜口疮，徐春甫发明老方辰砂妙香散、平补镇心丹治聋。

（六）选方遣药独特

新安医家强调不可见喉喑就用利喉开音的中药，要辨证审因，治病求本，见喑不开音，其声自哓。王仲奇治"重伤阴液"喉喑，"滋阴养液"以治其本，全方无一开音之品。汪石山对喉喑"土极似木"证，用"假者反之""舍时从症"的治则，药用"参、芪非附子无速效"的经验，均具有独到之处。

五、新安郑氏喉科的家国情怀

徽文化体现了中华民族优秀传统文化的精华和核心内容。徽文化教化和熏陶下的新安郑氏喉科医家，忠贞国家，勇于攻克危急重症和重大疫病；清白做人，全心全意为民众服务；呕心沥血，传承中医学术精华。

（一）忠贞国家，勇于攻克危急重症和重大疫病

新安郑氏喉科流派医家世居歙县郑村，是国务院授予的"中国历史文化名村"。古地表文物建筑郑氏祖祠（郑氏宗祠）、家宅里坊（贞白里坊），分别是国家和安徽省的重点文物保护单位，蕴含着浓郁的徽文化，并彰显了郑氏喉科"忠贞国家""清白做人"的家风，其教化与熏陶着历代郑氏喉科医家，激励他们忠贞国家，勇于攻克危急重症和重大疫病。

郑梅涧是南园喉科第二代医家，当时危及中华民族生存繁衍的重大疾病是疫病白喉、天花及咽喉口腔的感染性热病。郑梅涧勤于临床，勇于探索，著《重楼玉钥》《痘疹正传》等治疗疫病、热病专著，创"养阴清润学说"，奠定了治疗白喉的理论基础和处方药物构成基础，经其子郑枢扶优化处方，1795年创制养阴清肺汤。在其后的160年间，养阴清肺汤挽救了无数白喉患者的生命，为我国人民战胜白喉做出了卓越的贡献。郑氏喉科防治白喉的方法与经验是近代中医学术史上的一个重大创新，为人类征服传染病提供了宝贵的经验。

（二）清白做人，全心全意为民众服务

明清时期的新安地区，人文荟萃，文化昌盛，以理学大儒程颢、程颐、朱熹为代表的先儒名贤比肩接踵，使新安地区成为享誉海内的礼义之邦和人文望郡，是我国优秀传统文化的圣地。

1.尊崇医德，一腔浑是活人心

郑梅涧的处方"起首"印章，体现了郑氏喉科的医风。印章的印为椭圆形，阴文篆书，印文内容为"一腔浑是活人心"。"浑"是全部的意思，"一腔浑是活人心"，即医者应满怀救死扶伤、济世活人之心，用毕生的精力追求医学科学的真理；临证时应以病家为重，而不可乘危邀利。印文内容充分体现了儒医大家"仁""格物致知"的医学道德思想理念。这枚处方起首章在郑氏南园喉科代代相传，保存完好，郑氏后学传人都以郑梅涧"一腔浑是活人心"为诫勉，认真承传家学并将其发扬光大。

郑氏喉科注重医德，倡导"清白做人"。《郑村志》记载，郑氏南园喉科历代医生接诊处的南园"小厅"内，挂有"尚德引年"匾一块；郑村的门坊为"朝议敕命、有司建造"的"贞白里坊"，说明郑氏喉科"尊崇医德，做人清白"的家风。

2.救危起死，未尝受人丝粟之报

郑氏喉科代表性医家郑梅涧，将"一腔浑是活人心"作为人生座右铭和医德规范，而且躬身实践之。据郑梅涧契友与学术传人方成培《重楼玉钥·叙》云："吾乡郑梅涧先生，性好岐黄家言，其先世得喉科秘授，故于此尤精。远近无不知之。救危起死，不可胜数……而未尝受人丝粟之报。"方叙中关于郑梅涧于喉科"尤精""救危起死，不可胜数""未尝受人丝粟之报"的记载，说明郑梅涧不仅有精湛的医术，更有着高尚的医德。

郑氏喉科医家受益于中华优秀文化"仁""格物致知"的熏陶，践行光大"善福乡里、忠贞报国、清白做人"的家风，创立"一腔浑是活人心"的郑氏喉科医风。自郑梅涧以降，以"善、贞、白"为主题的家风及"一腔浑是活人心"的医风一以贯之，激励、规约着包括郑氏喉科医家在内的郑氏后世裔孙。

（三）呕心沥血，传承中医学术精华

新安郑氏喉科注重学术传承。1711年，郑于丰（时年20岁）、郑于蕃（时年18岁）兄弟师承黄明生学习"异授喉科"。1721年，兄弟分家，郑于丰居南园、郑于蕃居西园，世称南园喉科、西园喉科。自此以降的一源双流300年，有着许多传承佳话。其中，郑梅涧晚年所著《箧余医语》，其书名斟酌修改过程的史实，体现了新安著名医家注重学术流派

传承，注重中医学术"承"与"传"两个层面的道德规范和学术责任。

《箑余医语》是记述郑梅涧医学学术方面独到心得的"医话"体著作。"医话"是古今医家进行经验交流、传播学术的传统文体，是中医文献中一个有特色的部分。《箑余医语》记载了郑梅涧中医学术经验方面独到的心得，也是郑梅涧对郑氏喉科后之学者郑枢扶、郑既均的解疑答惑。根据家传《箑余医语》手稿显示，郑梅涧亲笔手写本的书名原题为《梅涧医麈医语》，书成后修定为《梅涧箑余医语》。分析《梅涧医麈医语》到《梅涧箑余医语》的书名变化，可以窥及郑梅涧从著书立说到传承学说的著述心路。

"医麈"的"麈"，是古书上说的一种鹿一类的动物，尾巴可以当作拂尘，此是麈尾（用麈的尾毛做的拂尘）的省称，如"挥麈"（挥动麈尾，以掸灰尘）。"医麈"，指用麈尾掸去医学的浮尘，展示医学的真容。古代学者为谦谦君子，对学术上的新见解，谦虚地称为只是掸去蒙盖在真理上的浮尘。

"箑余"的"箑"：《说文》释为"扇也"，此用如动词，作"扇扇子"解。"余"作"后"解。在当今用风扇和空调避暑的环境，要穿越时空，理解古徽州暑季的生活场景。"箑余医语"可以直释为"酷暑季节，弟子给老师扇扇子后，老师对学生传授的知识"。古徽州倡导孝道，炎热酷暑的夏季，子孙辈常为老人扇扇子，呈送的既是丝丝凉风，更是后辈的孝心。"箑"呈上的是后学弟子"尊师"的实际行动。"医语"为师者教授后学，无论酷暑严寒，都要著书立说、解惑答疑，以传承中医为己任。

《箑余医语》书名内涵，强调"承者"和"传者"各自的道德规范和学术责任。"传者"用医话表述自己从医过程中的发明创新，揭示医学真理。"承者"当不畏酷暑，尊师真学。

思考题

1. 试释《重楼玉钥》书名的含义。
2. 《重楼玉钥》有哪些原创性学术贡献？
3. 试述新安医学五官科学的学术成就。

参考答案

第一章　耳科学

第一节　耳胀、耳闭

☞ 导读

新安医家认为外感是导致耳胀的主因，故临床多以六经理论审证求因，辨证施治，与现代教科书脏腑辨证有所不同，是新安医学在耳胀、耳闭诊治中的特色。

新安医家按张仲景外感热病六经辨证方法，治一经病变、合病、并病及两感的耳胀、耳闭，选方遣药有所发挥和创新；王仲奇治老人鼻窒鼻塞不通、耳闭失聪，在益肾精气的基础上，注重调和肺经阳气；孙一奎用三阳药治疗三阳合病耳聋，以求战汗，邪去正安；叶熙钧用诸多鲜药治温热病耳胀耳聋；徐春甫用复合磁疗法外治耳闭均有其特色。

防治伤风感冒是防治耳胀的关键，及早彻底治疗耳胀又是避免发生耳闭的关键。

耳胀、耳闭是以耳内胀闷堵塞感及听力下降为主要特征的中耳疾病。耳胀为初病，以耳内胀闷为主，或伴疼痛；耳闭为久病，耳窍闭塞，听力明显下降。

一、病因病机认识

1.六经辨证，审证求因　明清时期的新安医家沿革历代先贤的辨病辨证方法，以六经理论审证，辨析耳胀、耳闭的因机。如程国彭在《医学心悟·卷一·入门辨证诀·耳》中提出"耳聋及耳中痛，皆属少阳"，指出外感邪热，内传肝胆的少阳耳胀。

2.病有新久，证分虚实　新安医家认为，风邪袭表，伤寒邪热内传少阳，脉虚风邪乘之，经气痞塞是耳胀与耳闭的主要病因病机。如徐春甫指出："发热恶寒恶风，头疼身痛，腰脊强，目痛鼻干，胸胁痛，耳聋；或往来寒热而呕，脉浮而大，或紧或缓，皆表证也。"（《古今医统大全·卷之十三·伤寒门》）

二、病证诊断鉴别

1.强调六经辨证在耳胀、耳闭的应用　辨识外感疾病后引起耳胀耳聋的"六经辨证"方法，是明清新安医家辨证思维的主流模式，这与当今流行的脏腑辨证有区别。如明·孙一奎强调用六经辨证，其"外感风邪，洒淅恶寒发热……耳聋气塞……，为少阳阳明两经合病"案，系外感风邪由太阳传里，邪入少阳、阳明的耳胀耳聋。

2.强调少阳耳聋与厥阴耳聋疾病间的鉴别诊断　新安医家强调急性发作的耳胀和耳聋必须做好鉴别。如程国彭《医学心悟·卷二·少阳经证》说："足少阳胆经，上络于耳，邪在少阳，则耳聋也。"指出本病的特点属"少阳耳聋，必往来寒热。"

三、治法方药发挥

（一）重视六经辨证选方遣药

新安医家治三阳合病耳胀耳闭的代表方剂为柴葛解肌汤。

柴葛解肌汤

《医宗金鉴·删补名医方论》

【组成】石膏，柴胡，羌活，白芷，黄芩，芍药，桔梗，甘草，葛根

【功效主治】三阳合病，头痛发热，心烦不眠，嗌干耳聋，恶寒无汗，三阳证同见者。

【用法用量】加姜枣，水煎服。

【重要文献摘要】吴谦《医宗金鉴·删补名医方论》：若用之以治三阳合病，表里邪轻者，无不效也。此方得之葛根、白芷，解阳明正病之邪；羌活解太阳不尽之邪；柴胡解少阳初入之邪；佐膏、芩治诸经热，而专意在清阳明；佐芍药敛诸散药而不令过汗；桔梗载诸药上行三阳；甘草和诸药通调表里。施于病在三阳，以意增减，未有不愈者也。若渴引饮者，倍石膏加栝蒌根，以清热而生津也。若恶寒甚无汗，减石膏、黄芩加麻黄，春夏重加之，以发太阳之寒。若有汗者，加桂枝以解太阳之风，无不可也。

（二）荐用调中气益汤治脾虚阴火耳胀

新安医家对耳胀"久病伤脾，脾失健运，脾不升清，湿浊不化，湿浊上犯清阳之位，困聚耳窍而为病"旧说予以补充发挥。吴谦认为清气下陷，浊气上乘，清浊相干而兼湿热者，故二便不调，飧泻脓血也。"耳鸣聋，谓耳鸣、耳聋，阴火上冲也"。他提出脾虚阴火说，推荐用调中益气汤健脾渗湿，升清降浊，调畅气机，升阳开窍。

调中益气汤

《脾胃论》

【组成】黄芪（一钱），人参去芦头，有嗽者去之、甘草、苍术（以上各五分），柴胡一味为上气不足，胃气与脾气下溜，乃补上气，从阴引阳也、橘皮如腹中气不得运转，更加一分、升麻（以上各二分），木香（一分或二分）

【功效主治】"湿困脾机，谷气下流"之证，适用范围极广，是针对脾胃虚弱者脾虚湿困的主方。

【方解】黄芪、人参、甘草甘温益气；柴胡、升麻从阴引阳，调畅气机，升清降浊，升阳开窍；苍术运脾燥湿；橘皮健胃调中；加少量木香运转中焦气机，促使清升浊降而病除。

四、临床证治经验举例

（一）孙一奎用小柴胡汤合白虎汤治风热侵袭证

1.证候表现 风热侵袭证多见外感之少阳、阳明合病，耳聋气塞，发热，口渴，小便不利，脉疾速。

2.遣方用药 孙一奎用小柴胡汤合白虎汤治疗（《孙文垣医案·卷三·新都治验》）。小柴胡汤和解少阳，白虎汤辛寒泄阳明热，孙一奎谓服之"耳顿通利"。

（二）徐春甫用犀角散汤治风邪袭耳证

1.证候表现 风邪袭耳证常见耳胀微痛，耳鸣，听力减退，伴鼻塞、流涕、头痛、发热恶寒等症，舌质淡红，苔白，脉浮。

2.遣方用药 徐春甫治用犀角散汤。

犀角散汤

《古今医统大全·卷之六十二·耳证门》

【组成】犀角屑、前胡、甘菊花、石菖蒲、枳壳、生地黄、泽泻、木通、羌活（各半两），麦门冬去心（一两），甘草炙（一钱）

【功效主治】风热上壅，胸中痰滞，两耳虚聋，头重耳眩。

【用法用量】上咀，每服三钱，水钟半煎五分去滓，食后温服。

（三）汪昂用龙胆泻肝汤治肝胆湿热，上蒸耳窍证

1.证候表现 肝胆湿热，上蒸耳窍证见耳内胀闷堵塞，微痛，耳鸣重听。烦躁易怒，口苦口干，胸胁苦闷，舌红苔黄腻，脉弦数。检查见鼓膜内陷，周边轻度充血，或见液平面，鼓膜穿刺可抽出黄色较黏稠的积液。

2.遣方用药 可用汪昂创制的龙胆泻肝汤清泻肝胆，利湿通窍。

龙胆泻肝汤

《医方集解》

【组成】龙胆草酒炒，黄芩炒，栀子酒炒，泽泻，木通，车前子，当归酒洗，生地黄酒炒，柴胡，甘草生用

【方解】龙胆草苦寒泻肝胆实火；黄芩、栀子清热解毒泻火；泽泻、木通、车前子清热利湿通窍；生地黄、当归为养血滋阴之品，以使标本兼顾，若体质壮实者，可去当归；柴胡引诸药入肝胆经；甘草调和诸药。耳堵塞闭闷甚者可酌加苍耳子、石菖蒲。

（四）王仲奇"益肾精气，安脑和阳"治鼻窒耳聋

1.证候表现 精气有亏，脉精血不充，鼻窒耳聋。

2.遣方用药 王仲奇治拟益肾家之精气，以安脑和阳（《王仲奇医案·诸窍》）。

【组成】远志肉炙(一钱)，金钗斛(三钱)，茯神(三钱)，全当归(三钱)，橘红衣(一钱)，杏仁去皮尖杵(三钱)，蔓荆子(钱半)，荷叶筋(三钱)

【方解】王仲奇在益肾精气的基础上，用橘红衣、杏仁、蔓荆子、荷叶筋调和肺经阳气治疗。

（五）复合磁疗法治耳闭

新安医家用复合磁疗法治耳闭(《古今医统大全·卷之九十三·经验秘方》)。

【组成】紧磁石(一豆大)，麝香(一字)，驼鹤油(竹筒收)

【用法用量】上用新绵裹了，塞于所患耳内，口中衔少生铁，觉耳内风雨声即愈。须作三、五次方可。

【方解】紧磁石外用属磁疗法，是利用磁体接触人体体表经络穴位，使磁力线透入人体穴位而达到治疗疾病的一种方法。磁疗治病的原理有磁生物电学说、磁酶学说和磁经络学说。麝香为雄麝肚脐和生殖器之间的腺囊的分泌物，性温味辛，具有开窍、通经络、消肿止痛功用。驼鹤，即鹈鹕，俗名淘鹅，《本草纲目·禽部第四十七卷·禽之一·鹈鹕》载："(鹈鹕)油脂，咸，温，滑，无毒""时珍曰：淘鹅油性走，能引诸药透入病所拔毒，故能治聋、痹、肿毒诸病。"

（六）叶熙钧以鲜药为君治温热病耳聋

叶熙钧以鲜药为君治温热病耳聋(《东山别墅医案》)。

1.证候表现　温热病延至两候(注：候为古代计时单位，五天为一候)，脉急单烧(注：脉急单烧为心率快而低热，为机体抵抗力低下的表现)，舌裂唇焦，耳聋口渴，神识昏迷，阴津已涸，恐难挽回，高明酌之。

2.遣方用药

【组成】鲜大生地，鲜石斛，麦冬，天花粉，淡竹叶，炙知母，黑山枝，川古勇，生石膏，犀角尖，紫雪，雪水，复加桑皮去紫雪

思考题

1. 王仲奇如何治老人鼻窒鼻塞不通引起的耳闭失聪？
2. 叶熙钧用哪些鲜药治温热病引起的耳胀？

参考答案

第二节　脓　耳

导读

新安医家认识到"风热""胃湿""精、神虚弱"是脓耳主要的病因病机。脓耳初发多属实证，病程日久者多属虚证或虚实夹杂证；指出脓的不同颜色和病因、证型相关。

脓耳病程日久者，治当分标本缓急。叶天士治慢脓耳阴虚，复又外感风温，治"当先清降，再议育阴"；脓耳病程日久，气血俱虚，汪石山强调当以滋养气血为先；脓耳虚实

夹杂证，王仲奇治用"补清并重"，给当今临床治疗脓耳诸多启迪。

新安医家创5首方剂：徐春甫创"芍药散"治脓耳风热外侵证；汪机创"补肾丸"治疗肾虚脓耳；汪昂创"龙胆泻肝汤"治脓耳肝胆火盛证；吴崑创"知柏地黄丸"治脓耳肾元亏损证；吴谦创"滴耳油"外治新方，"脓净滴之"的给药方法有利于药物吸收；郑梅涧采用内外并治，内服用紫地汤加味，外敷角药，吹五行丹治疗脓耳。

脓耳是以鼓膜穿孔、耳内流脓、听力下降为主要特征的耳病。本病系耳科临床常见病，尤以小儿多见。治疗不当可损害听力。

一、病因病机认识

外因中，新安医家强调风热侵袭和本病的关系密切。如程国彭认为脓耳和"足厥阴肝经风热"有关。"足厥阴肝，足少阳胆经，皆络于耳……，若风热相搏，津液凝聚，变为停豆抵耳之患，或脓水淋漓或痒极疼痛，此皆厥阴肝经风热所致"（《医学心悟·卷四·耳》）。内因中，新安医家强调气血不足，肝、胆、脾胃、肾脏虚损，如王仲奇认为耳疳为"心、肾、肝、胆俱病，实即精、神之虚弱也"（《王仲奇医案·诸窍》）。

二、病证诊断鉴别

1.强调脓耳病程与虚实证型的关系　新安医家认为，脓耳初发多属实证，病程日久者多属虚证或虚实夹杂证。如"体质阴虚，触入风温""先起咳嗽，继而耳聤胀痛，延绵百日不愈"（《清代名医医案精华·叶天士医案·五窍》）属虚实夹杂证。如汪石山治脓耳左耳流脓1年余，认为脓液竭其气血，属虚证："脓又大泄，已竭其气血，则虚而又虚可知"（《石山医案·卷之下·耳脓》）。

2.注重辨析脓色的特征　新安医家认识到，脓耳流脓有不同的颜色，脓色和病因、证型相关。《医宗金鉴·外科心法要诀·卷六十五》强调从脓色的特点以及全身的症状表现辨别脓耳的不同类型，并进一步辨别病因，施以不同的治则和方药。吴谦说："耳疳时出黑臭脓，青震白缠黄色聤，胃湿相兼肝经火，红风偏肝血热成。此证耳内闷肿出脓，因脓色不一，而名亦各殊。如出黑色臭脓者，名耳疳；出青脓者，名震耳；出白脓者，名缠耳；出黄脓者，名聤耳，俱由胃湿与肝火相兼而成……惟风耳则出红脓，偏于肝经血热。"由此可见，不同的病因可导致脓耳流脓的颜色不同。

三、治法方药发挥

（一）徐春甫创芍药散治风热外侵证脓耳

1.证候表现　风热外侵证常见发病较急，耳痛进行性加重，听力下降，或有耳内流脓、耳鸣。周身不适，发热，恶风寒或鼻塞流涕，舌质偏红，苔薄白或薄黄，脉弦数。检查可见鼓膜红赤或饱满，正常标志消失，或见鼓膜小穿孔及搏动性溢脓，听力检查呈传导性聋。

2.治法治则　疏风清热，解毒消肿。

3.遣方用药

芍药散

《古今医统大全·卷之六十二·耳证门》

【组成】赤芍药、白芍药、川芎、木鳖子、当归、大黄、甘草（各钱半）

【功效主治】治热壅生风，耳内痛与头相连，脓血流出。

【用法用量】上水二钟煎一钟，食后服。

【方解】木鳖子别名漏苓子、藤桐子、木鳖，为葫芦科植物木鳖子的种子，性温，味苦，微甘；具有散结消肿，攻毒疗疮功能。木鳖子有毒，不宜久用。

（二）汪机创补肾丸治疗肾虚脓耳

针对脓耳肾虚者，汪机创补肾丸治疗。

补肾丸

《外科理例·附方·补肾丸》

【组成】巴戟去心、山药、补骨脂炒、小茴香炒、牡丹皮（各五钱），清盐（二钱半）后入，肉苁蓉酒洗（一两），枸杞子（一两）

【用法用量】上为末，蜜丸梧桐子大。每服五十丸，空心盐汤下。

【重要文献摘要】汪机《外科理例·卷三·瘰一百一》：一人耳内出脓，或痛或痒，服聪耳益气汤不应，服防风通圣散愈甚，予用补肾丸而愈。

（三）强调内外并重治疗

吴谦治脓耳，既注重辨证施治，内服给药，还创制了外用新方滴耳油。时时滴入，肿消生肌自愈。

滴耳油

《医宗金鉴》

【组成】核桃仁研烂，拧油去渣，得油一钱，兑冰片二分

【功效主治】耳疳证。脓净滴之效更深（脓净滴之指清除外耳中耳的脓液后再滴药，其给药方法有利于药物吸收，具有独到之处）。

【用法用量】每用少许，滴于耳内。

【方解】核桃拧油消肿痛，冰片发散热通神。

（四）病程日久，治疗当分标本缓急

新安医家强调治疗脓耳病程日久，当分标本缓急。

1.叶天士治疗阴虚患者外感风温之邪（《临证指南医案》）

【案例】先起咳嗽，继而耳聤胀痛，延绵百日不愈。此体质阴亏。触入风温。未经清

理。外因伤及阴分。少阳相火陡起。故入暮厥痛愈剧。当先清降。再议育阴。

【分析】耳内流脓为标,虽然病已经延绵百日不愈,仍应急则治其标,当先清降,再议育阴。

【遣方】苦丁茶,鲜菊叶,金银花,生绿豆皮,川贝母,鲜荷叶梗,益元散

2.汪石山治脓耳日久 当脓耳病程日久、气血俱虚为主要矛盾时,则当以滋养气血为先(《石山医案·卷之下·耳脓》)。

【案例】年近六十,面色苍白,病左耳聋,三十年矣。近年来,或头左边及耳皆肿,溃脓,脓从耳出甚多,时或又肿复脓,今则右耳亦聋。屡服祛风去热逐痰之药,不效。

【分析】当滋养气血,气血健旺,则运行有常而病自去矣。否则不惟病不除,而脑痈耳疽,抑亦有不免矣

【遣方】人参(二钱),黄芪(三钱),归身、白术、生姜(各一钱),鼠粘子、连翘、柴胡、陈皮(各六分),川芎、片芩、白芍(各七分),甘草(五分)

四、临床证治经验举例

(一)汪昂用龙胆泻肝汤治肝胆火盛证

1.证候表现 肝胆火盛证,多见耳痛甚剧,痛引腮脑,耳鸣耳聋,耳脓多而黄稠或带红色。发热,口苦咽干,小便黄赤,大便干结。小儿可有高热、烦躁不安、惊厥。检查见鼓膜红赤饱满,或鼓膜紧张部穿孔,耳道有黄稠或带红色脓液,量较多。舌质红,苔黄,脉弦数有力。听力检查为传导性聋。

2.治法治则 清肝泻火,解毒排脓。

3.遣方用药 可用汪昂创制的龙胆泻肝汤加减。方中以龙胆草、栀子、黄芩苦寒直折,清泄肝胆;柴胡疏肝解郁;车前子、泽泻、木通利湿清热,导热下行;生地养阴清热;当归养血活血;甘草调和诸药。诸药合用,共奏清肝泄热、开郁通窍之功。小儿脓耳,热毒内陷,高热烦躁者加钩藤、蝉蜕。

(二)郑氏喉科治脓耳经验

1.证候表现 耳内肿痛,或耳外亦红肿及头亦痛,或耳内出脓血,若肿痛甚者,至口齿紧闭不能开,小便赤短。

2.遣方用药 新安郑氏喉科内外并治,内服紫地汤加龙胆草、木通,外敷角药(即辛乌散),吹入五行丹(《重楼玉钥·喉风三十六症·耳防风》)。

辛乌散

《重楼玉钥·卷上·喉风诸方》

【组成】赤芍梢(一两),草乌(一两),桔梗(五钱),荆芥穗(五钱),甘草(五钱),柴胡(三钱),赤小豆(六钱),连翘(五钱),细辛(五钱),紫荆皮(一两),皂角(五钱),小生地(五钱)

（三）王仲奇补养心肾，清泄肝胆治耳疳

1.证候表现　耳疳即脓耳，见有脉濡弦滑稍劲，耳廓内时有水出，头脑轰鸣，夜或失眠。心、肾、肝、胆俱病，实即精、神之虚弱也。

2.治法治则　补养心肾，清泄肝胆。

3.遣方用药　耳漏质稀，耳鸣失眠，为心肾精神虚弱，肝胆火盛，乃本虚标实，以虚为主，故王仲奇治用大量补养心肾药物，辅以清泄肝胆（《王仲奇医案·诸窍》）。

【组成】龙骨煅，先煎（三钱），石决明煅，先煎（四钱），龟版炙酥，先煎（五钱），远志肉炙（一钱），野料豆（二钱），金钗斛（二钱），潼沙苑（三钱），女贞子（三钱），粉丹皮炒（钱半），菖蒲（六分），夜交藤（三钱），茯神（三钱），夏枯草（三钱），桑叶芝麻炒（二钱）

（四）汪石山治三十年脓耳颅内外并发症经验

石山治一人，年近六十，面色苍白，病左耳聋，三十年矣。近年来或头左边及耳皆肿溃脓，脓从耳出甚多，时或又肿复脓。今则右耳亦聋，屡服祛风去热逐痰之药，不效。汪诊左手心脉浮小而快，肝肾沉小而快，右脉皆虚散而数。此恐乘舆远来，脉未定耳，来早脉皆稍敛，不及五至，非比日前之甚数也，夫头之左边及耳前后皆属于少阳也。经曰，少阳多气少血，今用风药痰药，类皆燥剂，少血之经，又以燥剂燥之，则血愈虚少矣。血少则涩滞，涩滞则壅肿，且血逢冷则碍，今复以寒剂凝之，愈助其壅肿，久则郁而为热，腐肉成脓从耳中出矣，渐至右耳亦聋者，脉络相贯，血气相根据，未有血病而气不病也。故始则左病而终至于右亦病矣，是为病久气血已虚耳，人年六十，血气日涸；而又出久劳伤气血，又多服燥剂以损其气血，脓又大泄，已竭其气血，则虚而又虚可知矣。以理论之，当以滋养气血，气血健旺，则运行有常而病自去矣。否则不惟病且不除，而脑痈耳疽，抑亦有不免矣。以人参二钱，黄芪二钱，归身、白术、生姜各一钱，鼠粘子、连翘、柴胡、陈皮各六分，川芎、片芩、白芍各七分，甘草五分，煎服数十帖而愈。

是案脓耳病久，气血已虚，有脓耳颅内外并发症（脑痈、耳疽）之虞，汪石山治从滋养气血为主，少佐清渗之品。

思考题

1. 吴谦创外治新方"滴耳油"的"脓净滴之"给药方法有何作用？
2. 试述"芍药散""补肾丸""龙胆泻肝汤"和"知柏地黄丸"的适应病证。

参考答案

第三节　耳鸣耳聋

导读

徐春甫倡耳聋耳鸣"心虚血耗""肾虚精竭"的病因病机学说和"泻南方补北方"治则，体会到虚证选方用药不宜峻补和大寒之药。汪机创聪耳益气汤治气虚耳聋。吴谦提出六味地黄丸可治肾精不足、虚火炎上耳聋，老方新用，扩大了北宋钱乙所创六味地黄丸的病症治疗范围。汪昂发明泻肝火、利前阴的治则，创制龙胆泻肝汤治湿热耳聋。徐春甫创

肉苁蓉丸新方，发明辰砂妙香散、平补镇心丹治聋新用；采用复合磁疗法、中药贴涌泉穴治耳聋，有选猛药、生药、香药、气味俱厚药的特点。

耳鸣指患者自觉耳中鸣响，而周围环境中并无相应的声源；耳聋指不同程度的听力减退。

一、病因病机认识

新安医家认为，耳鸣耳聋有虚实之分。实证多见于风热侵袭、肝火上扰、痰火郁结。如徐春甫《古今医统大全·卷之六十二·耳证门》中说："耳者宗脉之所附，脉虚而风邪乘之，经气痞而不宣，谓之风聋。""耳聋证，乃气道不通，痰火郁结壅塞而成聋也。"虚证多见于肾精亏损和气血亏虚。如《古今医统大全·卷之六十二·耳证门》云："耳属足少阴之肾经，肾寄窍于耳也。肾通乎耳，所主者精。精气调和，肾气充足，则耳闻而聪。若劳伤血气，精脱肾惫，必主耳聋""房劳过度则伤肾，肾虚精竭亦必致耳聋、耳鸣。""忧愁思虑则伤心，心虚血耗必致耳聋、耳鸣。""凡人大病之后而耳聋者，多是气虚。若老人耳听渐重，亦是气虚。"

二、病证诊断鉴别

注意风、劳、厥、寒、热、表、里、虚、实等证候辨别

各种耳鸣耳聋证候辨别，除注意耳聋病程长短外，尚须注意辨识耳聋与风、劳、厥等兼证的关系。徐春甫《古今医统大全·卷之六十二·耳证门》强调从全身的兼有症状着眼，来辨别耳聋的不同证候。"厥聋，必有眩运相兼。……风聋，必有头痛之证。……劳聋，必兼虚怯等证"。

辨识耳聋与表里的关系。程国彭《医学心悟·卷一·入门辨证诀》说："若耳聋及耳中痛，皆属少阳，此邪在半表半里，当和解之。若耳聋、舌卷、唇青，此属厥阴，为最重也。"掌握这些证候识别方法，有利于做到辨证准确无误。

辨识耳聋与虚实的关系。徐春甫《古今医统大全·卷之六十二·耳证门》指出："世俗又云：老人多是虚冷而无热，此世之误也。凡老人之气衰，多病头目昏眩，耳鸣或聋，上气喘咳，涎唾稠粘，口苦舌干，筋痿脉促，二便秘结，此皆阴虚阳实之证。故经云：年四十而阴气自半，惟是孤阳独盛，见证皆火。"

三、治法方药发挥

（一）耳聋耳鸣"随其宜而治之"

徐春甫《古今医统大全·卷之六十二·耳证门》强调，耳聋耳鸣"风者散之，热者清之，肾虚者补益之，痰火者凉而降之，各随其宜而治之，岂有不聪听者也？"指出在辨证基础上，选择治疗大法的重要性。

（二）汪昂创龙胆泻肝汤，利前阴治湿热耳聋

龙胆泻肝汤治肝胆经实火湿热，胁痛耳聋。汪昂认为，肝胆经实火湿热，"胆脉络于耳，故聋"；吴谦《删补名医方论》谓龙胆泻肝汤"以芩、栀、通、泽、车前辈大利前阴，使诸湿热有所从出也。"吴谦原创性地指出"利前阴"治则，使病邪有所从出，可以治疗湿热耳聋。湿热之邪不宜峻药攻下，润通即可，故方中用生地、当归独具匠心。"泻肝之品，若使病尽去，恐肝亦伤矣，故又加当归、生地补血以养肝。"肝胆有热则易耗伤阴血，加用苦寒燥湿，更耗其阴，故用生地黄、当归滋阴养血，补血养肝，有利于促进疾病康复。从中药学和中药药理学的角度分析，当归和生地黄有润下大便的作用，有利于湿热从后阴利出。

（三）老人虚证不宜峻补和大寒之药

徐春甫指出："老人耳听渐重……重而兼鸣者，亦有痰，不宜峻补。""经云：年四十而阴气自半，惟是孤阳独盛，见证皆火，又以热药与之，是以益火也。大寒之药故不可服，而惟以温平调理，计出万全。"（《古今医统大全·卷之六十二·耳证门》）老人耳鸣耳聋虚证，补益为基本大法，需长期治疗；大寒之药用于阴虚火旺证不宜；峻补者，恐虚不受补；兼有痰者，脾虚湿困，峻补碍胃。

（四）倡"泻南方、补北方"治则

徐春甫力倡"泻南方、补北方"治则，他说："忧愁思虑则伤心，心虚血耗必致耳聋耳鸣。房劳过度则伤肾，肾虚精竭亦必致耳聋、耳鸣。药宜泻南方、补北方，滋阴降火为主。"（《古今医统大全·卷之六十二·耳证门》）

徐春甫提出耳聋耳鸣"心虚血耗""肾虚精竭"的病因病机说，治用"泻南方补北方，滋阴降火。"泻南方、补北方是中医治疗法则之一，语出《难经·七十五难》。该法根据五行生克关系，以肝实肺虚而脾土无恙的病症为例，提出用泻心火、补肾水的治疗方法。这种治法是对"虚者补其母，实者泻其子"的补充，说明五脏之间互相影响，治疗方法不能局限于补母泻子。

（五）创肉苁蓉丸，发明辰砂妙香散、平补镇心丹新用

1.徐春甫创肉苁蓉丸治肾虚耳聋

肉苁蓉丸

《古今医统大全·卷之六十二·耳证门》

【组成】肉苁蓉酒浸去皮，石菖蒲，附子制，磁石制，巴戟，鹿茸，菟丝子制，石斛，杜仲制，牡蛎制，破故纸炒，桑螵蛸微炒（五钱），熟地黄，桂心（各两半）

【功效主治】治劳聋，肾脏虚损，腰脚无力，面黑体瘦，小便滑数。

【用法用量】上为细末，炼蜜和，捣五、七百杵，丸如梧桐子大。每服三、五十丸，空心温酒下，临晚再服。

2.徐春甫扩大妙香散的应用范围 妙香散别名辰砂妙香散，原方未提及治疗耳聋耳鸣的作用。徐春甫首用妙香散治心虚耳聋耳鸣，扩大了它散的治疗适应病症范围。

妙香散

《太平惠民和剂局方》卷五

【组成】麝香_{另研}(一钱)，山药_{姜汁炙}(一两)，人参(半两)，木香(二钱半)，茯苓_{去皮}、茯神_{去皮、木}、黄芪(各一两)，桔梗(半两)，甘草_炙(半两)，远志_{去心、炒}(一两)，辰砂_{另研}(三钱)

【功效主治】心气不足，志意不定，惊悸恐怖，悲忧惨戚，虚烦少睡，喜怒不常，夜多盗汗，饮食无味，头目昏眩。

【用法用量】上为末，每服二钱，不拘时温酒调服。

3.徐春甫倡用"平补镇心丹"治心虚耳聋耳鸣

平补镇心丹

《古今医统大全·卷之四十八·虚损门》

【组成】白茯苓、茯神、麦门冬_{去心}、五味子(各一两二钱半)，车前子、远志_制、天门冬_{去心}、山药_{姜汁炒}、熟地黄_{酒浸}(各一两半)，酸枣仁_炒(三钱)，人参、龙齿(各二两半)，朱砂(一两半)_{另研极细，为衣}

【功效主治】治心血不足，时或怔忡，夜多异梦，如堕层涯。常服安心肾，益荣卫。

【用法用量】上为细末，炼蜜丸，梧桐子大。每服三十丸，早晚米饮或温酒下。

注：《太平惠民和剂局方》中治丈夫、妇人心气不足，志意不定，神情恍惚，夜多异梦，怔悸烦郁，及肾气伤败，血少气多，四肢倦怠，足胫酸疼，睡卧不隐，梦寐遗精，时有白浊，渐至羸瘦。

《古今医统大全·卷之六十二·耳证门》忧愁思虑则伤心，心虚血耗必致耳聋、耳鸣。房劳过度则伤肾，肾虚精竭亦必致耳聋、耳鸣。药宜泻南方补北方，滋阴降火为主。心虚当宁心顺气，宜辰砂妙香散、平补镇心丹选用之。肾虚者宜益精补肾，肉苁蓉丸。

（六）吴谦创六味地黄丸治肾虚耳聋新用

吴谦《删补名医方论》指出六味地黄丸可治肾精不足、虚火炎上耳聋。

六味地黄丸

《医宗金鉴·卷三·删补名医方论》

【组成】熟地黄(八两)，山茱萸(四两)，白茯苓(三两)，干山药(四两)，牡丹皮(三两)，泽泻(三两)

【功效主治】治肾精不足，虚火炎上，腰膝酸软，骨热酸痛，足跟痛，小便淋秘或不禁，遗精梦泄，水泛为痰，自汗，盗汗，亡血消渴，头眩晕，耳聋齿摇，尺脉虚大者。

【用法用量】研末，炼蜜丸，如桐子大，空心淡盐汤下。

六味地黄丸原名地黄丸，为北宋钱乙（1035—1117）所创，见于《小儿药证直诀·卷下·诸方》中。钱氏在五脏辨病时认识到，小儿肾病实证很少，同时他又认为小儿为纯阳之体，勿须补阳，只须补益肾阴，用张仲景方金匮肾气丸减去桂枝、附子而成地黄丸。1529年，薛己《正体类要》将钱乙《小儿药证直诀》地黄丸改名为六味地黄丸。钱乙《小儿药证直诀》和薛己《正体类要》中对六味地黄丸均无治疗耳聋的记载，吴谦将六味地黄丸老方新用，扩大了北宋钱乙所创六味地黄丸的病症治疗范围。

四、临床证治经验举例

（一）汪昂龙胆泻肝汤治肝火上扰证耳聋

龙胆泻肝汤

《医方集解·泻火之剂第十四》

【组成】龙胆草酒炒，黄芩炒，栀子酒炒，泽泻，木通，车前子，当归酒洗，生地黄酒炒，柴胡，甘草生用

【方解】龙胆泻厥阴肝之热，柴胡平少阳胆之热，佐以黄芩、栀子清肺与三焦之热；泽泻泻肾经之湿，木通、车前泻小肠、膀胱之湿；用归地以养血而补肝，用甘草以缓中而不使伤胃，为臣使药，减少苦寒下泻药伤正之弊。

【功效主治】肝胆经实火湿热，胁痛耳聋，胆溢口苦，筋痿阴汗，阴肿阴痛，白浊溲血。

对聋耳鸣肝经实火重者，吴谦荐用当归龙荟丸。

当归龙荟丸

《删补名医方论》

【组成】当归（一两），黄连（一两），黄芩（一两），龙胆草（一两），栀子仁（一两），大黄（五钱），芦荟（五钱），青黛（五钱），木香（二钱五分），黄柏（一两），麝香另研（五钱）

【用法用量】上为末，炒神曲，糊丸。每服二十丸，姜汤下。

（二）吴崑清气化痰丸治痰火郁结证耳聋

1.证候表现　痰火郁结证见耳鸣耳聋，耳中胀闷，头重头昏，或见头晕目眩，胸脘满闷，咳嗽痰多，口苦或淡而无味，二便不畅，舌红，苔黄腻，脉滑数。

2.治法治则　化痰清热，散结通窍。

3.遣方用药　方用吴崑所创清气化痰丸。

清气化痰丸

《医方考·卷二·痰门第十五》

【组成】陈皮去白、杏仁去皮尖、枳实麸炒、黄芩酒炒、栝蒌仁去油、茯苓（各一两），胆南星、制半夏（各一两半），姜汁

【方解】气之不清，痰之故也，能治其痰，则气清矣。方中星、夏燥痰湿，杏、陈利痰滞，枳实攻痰积，黄芩消痰热，茯苓渗痰湿；栝蒌下气利痰。

（三）洪桂"壮水以制阳光"治水火未济证耳聋

1.**证候表现** 头眩耳聋，舌黑干燥，心中烦扰。

2.**治法治则** 壮水以制阳光。

3.**遣方用药** 洪桂所选养阴药清轻精当，石斛鲜用，甘蔗取鲜汁，壮水力宏而不碍胃（《洪桂医案》）。

【组成】大生地（三钱），鲜石斛（三钱），钩藤后（三钱），北沙参（四钱），女贞子（三钱），云茯神（二钱），大麦冬（一钱半），旱莲草（一钱），天门冬（一钱），大白芍（一钱半），青甘蔗汁（一杯）

（四）吴谦用调中益气汤治气血亏虚证耳聋

1.**证候表现** 气血亏虚证见耳鸣、耳聋，每遇疲劳之后加重，或见倦怠乏力，声低气怯，面色无华，食欲不振，脘腹胀满，大便溏薄，心悸失眠，舌质淡红，苔薄白，脉细弱。

2.**遣方用药** 吴谦用调中益气汤健脾益气，养血通窍治疗（《医宗金鉴·卷四·杂病心法要诀·内伤外感辨似》）。

（五）汪机创聪耳益气汤治气虚耳聋

聪耳益气汤
《外科理例·附方》

【组成】黄芪（一钱），甘草炙（五分），人参（三分），当归酒焙干（二分），橘皮（二分），升麻（二分），柴胡（三分），白术（三分），菖蒲，防风，荆芥

【方解】方中以补中益气汤益气，升阳举陷，佐以通窍化痰之菖蒲，宣开肺气之荆芥、防风，诸药组合，益气升阳、宣通开窍。

【功效主治】气虚耳聋，益气宣通。

【用法用量】作一服，水煎，空心服。

（六）穴位敷贴

徐春甫用中药贴涌泉穴治疗虚火上炎耳聋。《古今医统大全·卷之六十二·耳证门·治法》谓："治耳聋，以茱萸、草乌尖、大黄三味为末，津调贴涌泉穴，以引火下行。"

（七）孙一奎治疗时疫耳聋经验

【案例】时疫，耳聋，体有热，口干，大便五日不行，人事不清。竹叶、黄芩、柴胡、半夏曲、甘草、枳壳、天花粉、知母煎服，而热渴更甚，大便行而泻，手挛缩不能伸，且发呃，或又咳嗽。改以柴胡、石膏、竹茹、人参、甘草、麦冬、半夏曲、橘红、黄芩、黄

连一帖而呃止泻除，诸症悉罢而安睡矣（《孙文垣医案·卷四·新都治验》）。

【分析】是案系孙一奎成功治疗感染性疾病（时疫）导致耳聋的珍贵资料。孙一奎治疗时疫伤津耗液致耳窍失聪，初予清热生津药不效，热渴更甚，大便转泻，二诊去行气润通之枳壳、天花粉、知母，加用石膏、竹茹、人参，清热生津止呃，耳聋诸症悉罢。

┌─────────────────────────────────
思考题
1.试述肉苁蓉丸、六味地黄丸和聪耳益气汤治疗耳聋的适应证。
2.为何老人虚证不宜峻补和大寒之药？

参考答案
└─────────────────────────────────

第四节　耳眩晕

导读

新安医家认为，病因病机的实证多和风寒暑湿四气及七情有关，虚证多和气虚、血虚、阳虚相关。诊断方面，认识到证型与脉象、形体的相关性。

程国彭创半夏白术天麻汤治"湿痰壅遏"眩晕，主张"大虚"眩晕治需"破格投剂"且"坚守不移"；徐春甫创"简便效方"，用"下法"治眩晕；吴崑力倡针灸三阳五会之百会穴治疗眩晕，新安医家为丰富本病的治疗方法、提高疗效做出了重要的贡献。

耳眩晕是以头晕目眩，恶心呕吐，耳鸣等为主要表现的眩晕类疾病。

一、病因病机认识

1.实证　眩晕与风寒暑湿四气及七情相关。如徐春甫认为："凡眩运挟风则有汗，寒则掣痛，暑则热闷，湿则重滞，此四气乘虚而眩运也。七情郁而生痰动火，气因上厥，此七情致虚而眩运也"（《古今医统大全·卷之五十三·眩运门》）。

2.虚证　眩晕与气虚、血虚、阳虚相关。

洪桂认为金虚生风，木阳上越，可致头眩昏晕。"兹值秋燥伤金，金虚不能制木，木阳上越，头眩昏晕，夜寐少安，舌绛边白，脉象虚数。此属痱中根萌"（《新安医学丛书·医案医话（三）·洪桂医案》）。徐春甫说："淫欲过度，肾家不能纳气归元，使诸气逆奔而上，此气虚眩运也。吐血或崩漏，肝家不能收摄荣气，使诸血失道，此血虚眩运也"（《古今医统大全·卷之五十三·眩运门》）。

二、病证诊断鉴别

1.强调眩晕凭脉辨证　新安医家注重脉诊在眩晕中的应用，如徐春甫指出："左手脉缓而浮大者，为风。脉虚大，必是久病。左手脉数为热多。脉涩而芤有死血。右手脉滑大为痰厥头眩，脉实为痰积"（《古今医统大全·卷之五十三·眩运门》）。

2.眩晕虚证与患者体质相关　新安医家观察到眩晕证型与患者体质相关。徐春甫《古今医统大全·卷之五十三·眩运门·病机》指出："肥人眩运，气虚有痰。瘦人眩运，血虚有火。伤寒吐汗下后，必是阳虚。故《针经》云：上虚则眩。此三者，责其虚也。"

三、治法方药发挥

眩晕证分虚实，治疗要寻致病之因，随机应变。

（一）程国彭创半夏白术天麻汤治湿痰壅遏证眩晕

湿痰壅遏证眩晕的治疗需燥湿化痰，平肝息风，程国彭创半夏白术天麻汤治眩晕。"有湿痰壅遏者，书云：头旋眼花，非天麻、半夏不除是也，半夏白术天麻汤主之。"

半夏白术天麻汤
《医学心悟·卷四·眩晕》

【组成】半夏（一钱五分），天麻、茯苓、橘红（各一钱），白术（三钱），甘草（五分）

【用法用量】生姜一片、大枣二枚，水煎服。

《医学心悟·卷三·头痛》另有一半夏白术天麻汤，其组方配伍与本方基本相同，然加蔓荆子三钱，虚者，再加人参组成。治痰厥头痛者，胸膈多痰，动则眩晕。

（二）徐春甫创"简便效方"，用"下法"治眩晕

徐春甫创"简便效方"，用下法治疗耳眩晕，上病下治，塞者通之，创新和发展了下法治眩晕。《古今医统大全·卷五十三·眩晕》"治头目眩晕，大黄、荆芥穗、防风各等分，水煎煮，以利为度。"

1.文献的创新点　下法治眩晕，金元时期文献即有记载。如元·朱丹溪《丹溪治法心要·卷三·眩运（第三十八）》曰："痰在上，火在下，火炎上而动其痰也。……眩运不可当者，以大黄酒浸，炒三次为末，茶调服。气实人有痰，或头重或眩运者，皆治之。壮实人热痛甚，大便结燥大承气汤。"提示下法适用于痰火实证眩晕。徐春甫下法治眩晕见于《古今医统大全·卷五十三·眩晕》三个"简便效方"之首，言简意赅，指出了主治病症、药物组成、药物比例、煎药法、药物服用频度标准和药效标准。

徐春甫"简便效方"治疗耳眩晕，具有治疗法则创新、病因病机创新、中药药效学创新的特点。

（1）治疗法则创新　"无痰不作旋""无风不作旋"，徐春甫以"大黄为君药"泄下祛湿，臣以"荆芥穗、防风"，祛风胜湿通窍，达到上下同治，是眩晕的创新性治疗法则。

（2）病因病机创新　徐春甫以"简便效方"法治疗耳眩晕，意在塞者通之，上下同治。故耳眩晕的病因病机当为风痰互结，闭塞耳窍，当具创新性。

（3）中药药效学创新　大黄味苦，性寒。具有泻热通便、解毒消痈、行瘀通经、清热除湿、凉血止血功效。"简便效方"中，无论眩晕患者有无大便秘结，均以大黄为君药治疗，以产生轻度腹泻为有效，无"利"无效，而"简便效方"中的防风、荆芥无通利大便的功效。用大黄"以利为度"治疗耳眩晕，扩充了大黄的中药临床应用范围。

2."简便效方"药物配伍特点　"简便效方"含大黄、防风、荆芥三味药。大黄味苦性寒，取其通便、行瘀和"定眩"功效。防风味辛、甘性温，取其发表、祛风、胜湿

功效。《本经》谓"主大风、头眩痛"，《日华子本草》谓"治三十六般风"。荆芥味辛性温，具有祛风、下瘀血、除湿痹的功效，"元素曰：荆芥辛苦，气味俱薄，浮而升，阳也"，可治"一切眼疾，血劳，风气头痛，头旋目眩"等（《本草纲目·草部卷十四·草之三·假苏》）。

大黄药性峻烈，素有"将军"之称，攻下较猛，奏效迅速，但易伤正气。徐春甫选用苦寒的大黄为君药，配合辛温祛风的荆芥、防风，既增强了行瘀和"定眩"功效，同时寒温并用，制约了大黄的苦寒之性，用药剂量和服用频度以产生轻度腹泻为标准，以免泻下太过伤正。

3.眩晕中西医疗法的比较研究

（1）西医脱水剂与中医泻下剂　梅尼埃病的病理机制为病毒、植物神经功能失调等因素，使耳蜗微循环障碍，膜迷路积水，导致发作性眩晕、耳聋耳鸣、恶心呕吐。西医针对膜迷路积水，采用脱水剂甘露醇、低分子右旋糖酐，容易引起渗透性肾病（肾小管上皮细胞肿胀变性）、急性肾衰竭。而大黄"以利为度"产生的轻度腹泻，与西医的脱水作用相同，且对肾功能无影响。

（2）西医抗病毒与中医清热解毒祛风　前庭神经炎病因为病毒感染导致前庭神经元的炎性改变，进而出现眩晕。梅尼埃病亦可能与病毒感染有关。西医抗病毒药疗效较差，大黄具清热解毒，防风具发表、祛风的功效。新近文献报道：中药药理学研究证明大黄、防风均有抗病毒作用。

（3）微循环障碍与活血化瘀　耳蜗血管为单一的终末血管，没有侧支循环，耳蜗血液供应受血液流变学改变的影响较大。由于高黏血症导致血流变缓，血流阻力增大，血液中的脂类物质在血管壁沉积，从而形成眩晕的基础和诱因。在临床上降低血黏稠度，解聚红细胞，对眩晕的预防和治疗有着十分重要意义。中药药理学证明大黄有活血化瘀、消除动脉硬化指数、抗凝、降脂、降黏等作用。

（三）孙一奎善用参芪，培本固元治眩晕

孙一奎治疗眩晕脾肾阳虚证，善用参、芪为君，注重固本培元。

1.证候表现　眩晕脾肾阳虚，脾虚眩晕，面色苍白，唇甲不华，食少便溏，倦怠乏力，舌淡，脉细弱。肾虚眩晕，伴腰痛背冷，四肢不温，精神萎靡，夜尿频而清长，舌质淡胖，苔白滑，脉沉细弱。

2.治法治则　孙一奎主张用固本培元治疗。

【案例】程宅一老妪，年八十余，常头晕脚软，撑载上身不起，行须人扶，否则眩晕，跌仆，大便溏泄，小水淋沥，此下元虚惫所至，以人参、黄芪、白术、薏苡仁各二钱，山茱萸、杜仲、茯苓各一钱，陈皮、山药、粉草各八分，八帖而愈（《孙一奎医案·卷三·新都治验》）。

（四）吴崑倡针灸百会穴治疗眩晕

吴崑治眩晕倡针灸百会穴。"百会一穴，主……吐沫而呕，面赤脑重，鼻塞，头痛目眩，食无味，百痛绝阳。虢太子尸厥，扁鹊取三阳五会，有间，太子苏，盖此穴也。唐高

宗风眩头重，目不能视，秦鸣鹤为之刺头出血而愈，亦此穴也。"(《新安医学丛书·针方六集·纷署集》)

百会为督脉经穴，位于诸阳之会，可疏散风邪，治外风；百会又为肝脉所络之处，灸之既能潜镇浮阳，又能振奋清阳，可治内风；头为"诸阳之会""清阳之府"，又为髓海所在，凡五脏精华之血，六腑清阳之气，皆上注于头，百会穴是百脉朝会之穴，有输出输入、宣通气血的功能，重灸百会穴则有加强升阳补虚，升清阳醒神之功。百会又名三阳五会，具有升阳豁痰，降浊开窍之作用。可见灸百会可以补虚，又能使风消、痰化，潜镇浮阳，从而使肝风痰火不能蒙蔽清窍，从而达到治疗眩晕的目的。总之，百会穴具有祛风潜阳，补髓益血，升清降浊之功能，可消除多种病因的眩晕，所以为治眩晕要穴。

（五）程国彭"破格投剂"且"坚守不移"治疗"大虚"眩晕

程国彭用超大剂量参、附、芪、术，守方守药治眩晕虚证，强调辨别脏腑气血阴阳诸虚，用补法治虚证时，要"识开合""知缓急。"对"极虚之人，垂危之病，非大剂汤液，不能挽回。"其"破格投剂""坚守不移"治疗"大虚"眩晕的治疗方法独具特色，对临床具有重要的指导意义。

程国彭说："予尝治大虚之人，眩晕自汗，气短脉微，共间有用参数斤而愈者，有用参十数斤而愈者，有用附子二、三斤者，有用芪、术熬膏近半石者，共所用方，总不离十全、八味、六君子等。惟时破格投剂，见者皆惊；坚守不移，闻者尽骇；及至事定功成，甫知非此不可。想因天时薄弱，人禀渐虚，至于如此。摄生者，可不知所慎欤。"(《医学心悟·补法》)。"惟时破格投剂"即"只是诊治之时打破常规用药。""时"：当时，即诊治之时。"格"：常规。"坚守不移"：守方守药的意思。"及至事定功成，甫知非此不可"，说明程国彭治疗"大虚"眩晕"破格投剂"与"坚守不移"的观点，是建立在临床实践的基础上。

1."破格投剂"的剂量与"坚守不移"的时间 程国彭在《医学心悟》中强调治疗虚证用补法时，要"识开合""知缓急"；对"极虚之人，垂危之病，非大剂汤液不能挽回"，其"破格投剂"的剂量为"用参、附煎膏，日服数两，而救阳微将脱之证"，或"用参、麦煎膏，服至数两，而救津液将枯之证。""坚守不移"的时间为"至事定功成"方停药。

2.量效关系、时效关系与"破格投剂""坚守不移" 现代药理学的量效关系、时效关系理论，佐证了程国彭"破格投剂""坚守不移"治疗"大虚"眩晕的学说。

现代药理学认为，影响临床疗效的因素和辨证、选方用药有关，还与药物的剂量与用药时间有着密切的关系，后者在现代药理学里称"量效关系""时效关系"；量效关系的"量"又称剂量，是指药物应用于机体能够产生特定生物效应的量，理想的剂量要求有最好、最大的疗效以及最小的不良反应。一般情况下，处方剂量不应逾越《中华人民共和国药典》所规定的剂量；"效"即临床疗效，"时效关系"的概念是，疗效与用药时间成正比关系，即在一定范围内同一药物随着用药时间的递增，药物效应也相应增加。

程国彭"破格投剂""坚守不移"所选药物建立在对虚证证情进一步的分析之上，即"分气血""辨寒热""识开合""知缓急""分五脏""明根本"的基础上；且所选药物安全范围较大。其使用剂量虽然超出《中华人民共和国药典》的规定剂量范围，但在现代著名医家经验用药范围之内。如"附子"的用药剂量仍在当今火神派医家李可的用药剂量之下。

四、临床证治经验举例

（一）徐春甫用芎菊散或天麻羌活丸治风邪外袭证

1.**证候表现**　风邪外袭证常见突发眩晕，如坐舟车，恶心呕吐，可伴有鼻塞流涕、咳嗽、咽痛、发热恶风，舌质红，苔薄黄，脉浮数。

2.**治法治则**　疏风散邪，清利头目。

3.**遣方用药**　芎菊散或天麻羌活丸。

芎菊散

《古今医统大全·卷之五十三·眩运门》

【组成】川芎、甘菊花(各一两)，白僵蚕、细辛、防风、羌活(各三钱)，旋复花、草决明、蝉蜕(各一钱)，天麻、密蒙花、荆芥穗

【用法用量】上为细末，每服二钱，水一盏煎七分，食后温服。

天麻羌活丸

《古今医统大全·卷之五十三·眩运门》

【组成】天麻、羌活、白芷、藁本、川芎、芍药、细辛、麻黄(各二两)，牛黄另研、麝香另研(各一分)

【用法用量】上为细末，炼蜜为丸，皂角子大。不拘时薄荷煎酒下三丸。

（二）程国彭创半夏白术天麻汤治湿痰壅遏证眩晕

1.**证候表现**　湿痰壅遏证眩晕而见头重如蒙，胸中闷闷不舒，呕恶较甚，痰涎多，或见耳鸣耳聋，心悸，纳呆倦怠，舌苔白腻，脉濡滑。

2.**治法治则**　燥湿健脾，涤痰熄风。

3.**遣方用药**　半夏白术天麻汤方中用二陈汤燥湿化痰，加白术健脾燥湿，天麻以熄风。湿重者，倍用半夏，加泽泻；痰火互结者，加黄芩、胆南星、黄连；呕恶较甚者，加竹茹。亦可选用泽泻汤加味。眩晕缓解后，应注意健脾益气、调理脾胃以杜绝生痰之源，防止复发，可用六君子汤加减以善后。

（三）汪石山"仿归脾汤例，加以散郁行湿"治上气不足眩晕

1.**证候表现**　上气不足眩晕证见眩晕时发，每遇劳累时发作或加重，发作时面色苍白，神疲思睡，耳鸣、耳聋，兼唇甲不华，食少便溏，少气懒言，动则喘促，心悸，倦怠乏力，舌质淡，脉细弱。

2.**治法治则**　补益气血，健脾安神。

3. 遣方用药　宜仿归脾汤例，加以散郁行湿之药。先生喜曰："真切真切。服数帖，病果向安。"（《石山医案·附录·石山居士传》）

参考答案

思 考 题

1. 徐春甫用"下法"治眩晕"简便效方"有何特色？

2. 谈谈"破格投剂"且"坚守不移"治疗"大虚"眩晕对你的启发。

第二章　鼻科学

第一节　伤风鼻塞

👉 导读

　　新安医家认为本病的主要外因是伤风，但风邪外侵可夹寒、夹热、夹湿，故临床上可见风寒感冒、风热感冒、风湿感冒，甚或风寒湿热同感。内因上，认为"邪之所凑，其气必虚"，风寒外侵的根本原因是正气的不足。治疗方面，强调详辨病因而采取不同的治疗。程国彭创"加味香苏散"治四时感冒；风寒感冒倡用参苏饮，辛温散寒；风热感冒则强调"治上焦如羽"，用药轻灵；风湿感冒，治以辛温化湿，倡用冲和散内治、瓜蒂散吹鼻。

　　伤风鼻塞是指因感受风邪所致的以鼻塞、流涕、喷嚏为主要症状的鼻病，俗称"伤风"或"感冒。"

一、病因病机认识

　　新安医家认为，伤风是本病的主要外因，但风邪外侵可夹寒、夹热、夹湿，故临床上可见风寒感冒、风热感冒、风湿感冒，甚或风寒湿热同感。内因上，认为"邪之所凑，其气必虚"，风寒外侵的根本原因是正气的不足。如王仲奇云认为反复感冒的"易感儿"为"脑虚囟薄，易感伤风，咳嗽，头眩胀痛，鼻塞多涕"。

二、病证诊断鉴别

　　1.从脉象、头痛身痛、恶风出汗鉴别伤风伤寒　　孙文胤云："浮紧有力为伤寒，浮缓无力为伤风"（《丹台玉案·卷之二·伤寒门》）。"六脉浮紧，鼻塞身重头痛气粗，发热身痛者，此伤寒伤风身痛也。"（《丹台玉案·卷之三·诸痛门》），从脉象结合身重头痛等兼症鉴别伤寒伤风。

　　2.从喷嚏、涕质鉴别风寒风热　　如程国彭《医学心悟·卷一·入门辨证诀》："病患欲嚏而不能者，寒也。鼻塞浊涕者，风热也。"即从喷嚏及鼻涕的性状来鉴别风寒风热。

三、治法方药发挥

（一）创"药稳而效"的加味香苏散治四时感冒

　　中医治疗强调"因时制宜"，且有"有汗不得服麻黄，无汗不得服桂枝"说，故"四时感冒"和"汗"的有无，用药当有不同。鉴于此，程国彭创"药稳而效"的加味香苏散治四时感冒。

加味香苏散

《医学心悟·卷二·太阳经证》

【组成】紫苏叶（一钱五分），陈皮、香附（各一钱二分），甘草炙（七分），荆芥、秦艽、防风、蔓荆子（各一钱），川芎（五分），生姜（三片）

【方解】以苏叶、香附为君，所加药物为芳香辛散轻扬之品，药性平和，可代替麻、桂二方。

【用法用量】上锉一剂，水煎温服，微覆似汗。

（二）倡用冲和散、瓜蒂散治风湿感冒

冲和散

《古今医统大全·卷之九·伤风门》

【组成】苍术（四两），荆芥（两半），甘草（八钱）

【方解】方以苍术为君，辛温化湿，荆芥为臣助苍术宣散风邪，佐以甘草调和营卫，使风邪得散，湿邪得化。

【功效主治】治感冒风湿，头目不清，鼻塞声重，倦怠欠伸，出泪。

新安医家还主张用瓜蒂散吹鼻治风湿感冒。《古今医统大全·卷之十七·湿证门》云："搐鼻法，治伤湿鼻塞，烦痛，黄肿。瓜蒂一味，为末，口含水吹一字入鼻中，鼻流出黄水，效。"又如《古今医统大全·卷之十三·伤寒门》谓："晕眩鼻塞而烦，此头中寒湿，宜瓜蒂散吹之，取下湿水而愈。"

（三）治上焦如羽，轻宣治伤风

风热风温外侵，邪热容易传经伤津，故用药轻宣，清热散邪而不伤津是新安医家用药的特色。

叶熙钧治风温入肺

《东山别墅医案·风温》

【组成】薄荷（八分），桑叶（八分），桑皮（一钱五分），菊花（八分），蝉蜕（八分），前胡（一钱五分），生草（六分），伏苓（一钱五分），桔红衣（八分），苦杏仁（一钱五分）

【方解】薄荷、桑叶、菊花、蝉蜕、前胡诸药药性平和，散邪而不伤正。桑皮、伏苓、桔红衣、苦杏仁宣肺化湿而不燥阴。通观全方，药性平和，使邪从表解，且无大苦大燥之品，在散邪的同时不伤阴津。

王仲奇治疗"寒温失调，感受时行伤风"

《王仲奇医案·诸窍》

【组成】霜桑叶（二钱），杏仁去皮尖（三钱），鼠粘子炒（二钱），白前（钱半），紫菀（钱半），

款冬花炙（钱半），百部_蒸（八分），玉苏子（二钱），法半夏（钱半），茯苓（三钱），夏枯草（三钱），枇杷叶_{去毛布包}（三钱）

（四）宣肺化痰治伤风鼻塞要法

新安医家认为，伤风鼻塞多为太阴伤风，而太阴肺主宣肃，通调水湿。太阴伤风后，则宣肃失常，水湿内停，致痰涎内生。故治疗太阴伤风，辛散外邪的同时，多用宣肺化痰之剂，如杏仁、陈皮或桔红、桑白皮、贝母、茯苓等。如叶熙钧《东山别墅医案·风温》常用桔红、杏仁配合桑白皮，以化痰豁风。王仲奇则用"杏仁（去皮尖）、鼠粘子（炒）、白前、紫菀、款冬花（炙）、百部（蒸）、玉苏子、法半夏、茯苓、枇杷叶（去毛布包）"，以宣肺化痰豁风。徐春甫《古今医统大全·卷之六十二·鼻证门》用御寒汤治风寒感冒、神愈散治风热感冒，均用宣肺化痰之剂。

四、临床证治经验举例

强调详辨感冒病因而采取不同的治疗。程国彭创加味香苏散治四时感冒；风寒感冒倡用参苏饮，辛温散寒；风热感冒则强调"治上焦如羽"，用药轻灵；风湿感冒，治以辛温化湿，倡用冲和散内治、瓜蒂散吹鼻，同时认为风邪外侵，则肺失宣肃，易致痰湿内停，而强调宣肺化痰为治疗伤风的要法。

（一）新安医家倡用参苏饮治正虚风寒感冒

1.证候表现 "邪之所凑，其气必虚"，新安医家认为，风寒外侵是正气不足的表现。

2.治法治则 在辛散的同时，常君以人参以补之（《医宗金鉴·删补名医方论·参苏饮》）。

3.遣方用药

参苏饮
《和剂局方》《古今医统大全·卷之九·伤风门》

【组成】人参、紫苏叶、干葛、半夏_制、前胡、桔梗、枳壳、陈皮、茯苓、甘草炙（等分），木香磨（一分）

【功效主治】伤风感冒，发热头痛，咳嗽，涕唾稠粘。此药大解肌热，宽中快膈，虚实疑似，往来潮热，并皆治之。

【用法用量】上水盏半，姜五片、枣一枚，煎七分，不拘时服。

吴谦亦说："参苏饮治虚伤风"（《医宗金鉴·杂病心法要诀·伤风总括》）。若平素原无鼻病而感受风寒，出现"窒塞声重，或流清涕者"，亦"作风寒治之"（《古今医统大全·卷之六十二·鼻证门》）。

（二）叶熙钧治风温鼻塞兼内湿经验

1.证候表现 风温入肺的伤风鼻塞证见寒热，头疼，鼻流清涕，咳嗽，舌苔白厚。由于风温入肺，肺失宣发，郁于皮肤腠理之间则生寒热；鼻为肺窍，上通于脑，故风温犯肺，宣肃失常，通调不畅，则鼻流清涕，咳嗽。舌苔白厚是风邪在表，并有内湿之证。

2.治法治则 疏风散邪，宣肺化湿。

3.遣方用药 叶熙均治风温入肺（处方见上文），药用薄荷、桑叶、菊花、蝉蜕、前胡疏风散邪，清热解表；桑皮、伏苓、桔红衣、苦杏仁宣肺化湿，生草调和诸药。体现了"治上焦如羽"，用药清轻灵动的特点。

（三）王仲奇治时行伤风鼻塞经验

1.证候表现 寒温失调，感受时行伤风，头眩胀痛，咳嗽发热，鼻塞多涕，欲作呕恶，两手脉俱反关，弦劲而滑。

2.治法治则 轻宣化风豁痰。

3.遣方用药 处方见上文（《王仲奇医案》）。

思考题

1.伤湿感冒的临床特点及治疗特色是什么？
2.加味香苏散的功效和适应证是什么？

参考答案

第二节 鼻 窒

👉 导读

鼻窒的内因是肺、脾、肾、肝等脏腑功能失调，外因是邪气留滞鼻窍。

诊断辨证方面，强调审视当前的证侯外，更应审视其平素；首次提出"邪郁既久，气血失其流畅"引起鼻塞。

罗美用"清肺降火、佐以通气"的治则，病程日久者创"轻调、缓服、久服"的用药方法，属鼻窒治疗学创新，具有鲜明的特色。孙一奎荐用温肺汤和丽泽通气散治肺虚鼻窒。叶桂因时制宜、滋阴涵木治夏季肝火鼻窒。郑梅涧用"上星""临泣""通天""百会""囟会"诸穴治疗鼻窒。新安医家治鼻窒的给药途径丰富多样，包括药物内服、吹鼻、塞鼻、滴鼻、针刺、三棱针刺血、灸法等。

鼻窒是以鼻塞时轻时重，或双侧交替鼻塞，反复发作，下鼻甲肿大为主要表现的鼻病。

一、病因病机认识

新安医家认为，本病发生的内因是肺、脾、肾、肝等脏腑功能失调，外因是邪气留滞鼻窍。如罗美云："鼻塞不闻香臭，或但遇寒月多塞，或略感风寒便塞……是肺经素有火邪，火郁甚则喜得热，而恶见寒。故遇寒便塞，遇感便发也。"指出肺经蕴热，壅塞鼻窍而引起鼻窒（《古今名医汇粹·卷七·病能集五》）。又如孙一奎《赤水玄珠·第三卷·鼻门》云："若因饥饱劳役，损伤脾胃生发之气，弱则营运之气不能上升，邪塞孔窍，故鼻不利而不闻香臭也。"叶桂："肺气虚则鼻塞不利。"（《医效秘传·卷之三·经论要旨》）指出肺脾虚弱，邪塞鼻窍，可引起鼻窒。

二、病证诊断鉴别

强调审视当前的证候外，更应审视其平素。《赤水玄珠·第三卷·鼻门》云："若因饥饱劳役，损伤脾胃生发之气，弱则营运之气不能上升，邪塞孔窍，故鼻不利而不闻香臭也。"指出脾气虚者，平素常有饥饱劳役，损伤脾胃，鼻塞常伴有大便泄，脘腹不适等。新安医家还指出"邪郁既久，气血失其流畅"可致鼻塞。

三、治法方药发挥

（一）清肺泻火、消痰通气；病程新久，剂型有异

罗美认为：鼻窒属肺热者，无论新久，均以清肺降火、佐以通气治之；唯病久者需要用丸散剂型久服："鼻塞不闻香臭……是肺经素有火邪……清肺降火为主，而佐以通气之剂。若如常鼻塞、不闻香臭者，再审其平素，只作肺热治之，清金泻火消痰，或丸药噙化，或末药轻调，缓服，久服，无不效矣。"（《古今名医汇粹·卷七·病能集五杂证十门》）罗美以病程新久给予不同的剂型，新病取汤剂"汤者荡也"；长期反复发作者，守方坚持"清肺降火、佐以通气"，剂型取丸药噙化或散剂内服；"轻调、缓服、久服"的治疗方法，属鼻窒治疗学创新，具有鲜明的特色。

（二）补养脾胃治脾胃虚弱鼻窒

鼻塞不闻香臭属脾胃虚弱鼻窒者，宜补养脾胃。如孙一奎说："若因饥饱劳役，损伤脾胃生发之气，弱则营运之气不能上升，邪塞孔窍，故鼻不利而不闻香臭也。宜养胃，实营气，阳气宗气上升，鼻管则通矣。"（《赤水玄珠·第三卷·鼻门》）

（三）因时制宜、滋阴涵木治夏季肝火鼻窒

新安医家治鼻窒强调因时制宜，夏季阴伏于里，阳泄上浮，肝火鼻窒宜滋阴涵木。如叶桂指出："每交五六月，喉间宿病，蛾发既愈，仍有鼻塞火升，上热下冷，经水或前或后，形瘦，脉小数"，其病机为"阴弱不旺，肝阳左升太速，右降不及"，治用"阿胶、石决明、丹皮、生地、天冬、黑豆皮、银花、白芍、丹参"（《徐批叶天士晚年方案真本·卷下·炒枯肾气汤》）。滋精养血，清肝降火，精血已生，肝木得以涵养而肝火平抑，无以上攻鼻窍，则鼻窍自通。

四、临床证治经验举例

（一）吴谦黄芩汤治肺经蕴热鼻窒

1.证候表现　肺经蕴热鼻窒证见鼻塞时轻时重，或交替性鼻塞，鼻涕色黄量少，鼻气灼热，常有口干，咳嗽痰黄，舌尖红，苔薄黄，脉数。检查见鼻黏膜充血，下鼻甲肿胀，

表面光滑、柔软有弹性。

2. 治法治则 清热散邪，宣肺通窍。

3. 遣方用药 黄芩汤加减。

黄芩汤

《医宗金鉴·外科卷上·鼻部》

【组成】黄芩，栀子，桑白皮，甘草，连翘，薄荷，荆芥穗，赤芍，麦冬，桔梗

【方解】方中黄芩、栀子、桑白皮、甘草清泻肺热而解毒；连翘、薄荷、荆芥穗疏风清热通鼻窍；赤芍清热凉血；麦冬清热养阴；桔梗清肺热，载诸药直达病所。

【功效主治】清热泻肺、宣通鼻窍。

（二）孙一奎倡"散邪气补胃气"治鼻窒

孙一奎《赤水玄珠·第三卷·鼻门》曰："若因饥饱劳役，损伤脾胃生发之气，弱则营运之气不能上升，邪塞孔窍，故鼻不利而不闻香臭也。宜养胃，实营气，阳气、宗气上升，鼻管则通矣。"又曰"因冲气失守，寒邪客于头面，鼻亦受之，不能为用，是不闻香臭矣。"因此治疗"宜先散寒邪，后补胃气，使心肺之气得以交通，则鼻利而香闻矣。"荐用温肺汤和丽泽通气散治疗鼻不闻香臭。

温肺汤

【组成】升麻、黄芪(各二钱)，葛根、羌活、甘草、防风(各一钱)，麻黄不去节(四钱)，丁香(一分)

【功效主治】治鼻不闻香臭，多年不愈者，皆效。

【用法用量】上作二服，水二大盅，葱白三根，煎至一盅，稍热服。

丽泽通气散

【组成】羌活、独活、防风、升麻、葛根(各二钱)，麻黄不去节, 冬月加之(一钱)，苍术(三钱)，川椒(一钱)，白芷、黄芪(各四钱)，炙甘草(二钱)

【用法用量】上每服一两，水二盅，生姜三片，枣二枚，葱白三寸，煎至一盅，积热服；行坐之间，宜避风寒。

温肺汤和丽泽通气散见于金·李杲《兰室秘藏·卷上》(1276年)，有方无名，《普济方》和《卫生宝鉴》分别命名为温肺汤和丽泽通气散，孙一奎《赤水玄珠》进一步阐释了鼻病从脾治肺的原理，荐用此两方治疗鼻塞不闻香臭。两方均用温补肺气之黄芪，加用祛风之羌活、防风、麻黄（留节）等。

（三）徐春甫用吹鼻药治疗鼻窒

如用瓜蒂散等吹鼻内（《古今医统大全·卷之十三·伤寒门》）或用青甜瓜茎末，吹鼻中（《古今医统大全·卷之六十二·鼻证门》）。

（四）孙一奎用塞鼻法治疗鼻窒

用通草散和生葱塞鼻治疗鼻塞不闻香臭。通草散（通草、细辛、附子各等分为末），蜜和，绵裹少许，纳入鼻内；生葱分作三段，早用葱白，午用中段，晚用葱末段，塞入鼻中，令气透方效（《赤水玄珠·第三卷·鼻门》）。

（五）郑梅涧针灸治鼻窒

郑梅涧用"上星""临泣""通天""百会""囟会"诸穴治疗鼻窒（《重楼玉钥·下卷·督脉穴》）。

（六）孙一奎治肺经痰火鼻窒

孙一奎治肺经痰火鼻窒兼衄：某公子"弱冠时，病鼻塞不能喷者四年，且衄，寒月更甚，口渴，咽喉边有痰核，脉之右寸关洪滑。"予曰：此肺经痰火症也。与前胡、秦艽、葛根、薄荷、石膏、天花粉、玄参、贝母、山栀子、甘草、白药子、桔梗、丹皮四帖而衄止。夜与牛黄三清丸数粒嚼之，鼻气即通利能嗅，嚼未旬日痊愈（《孙一奎医案·卷五·宜兴治验》）。

思考题

1. 如何理解罗美治疗鼻窒，强调"清肺降火，消痰通气""轻调、缓服、久服"的观点？
2. 新安医家治疗鼻窒的特色有哪些？

参考答案

第三节　鼻　渊

导读

新安医家认为，鼻鼽反复发作可演变为鼻渊，风热外侵、胆热上迫可引起鼻渊，肺气虚寒、肾阳不足、肝火上扰等亦可引起鼻渊。新安医家从病程的久暂、鼻涕的清浊、兼症等辨别鼻渊的寒热虚实。

罗美认为清阴火、兼以滋阴的"高者抑之"治疗湿热鼻渊，优于"辛散法"；孙一奎治肾虚鼻渊用温阳暖肾之剂，也具有独到之处。

吴崑创补脑散治阳虚鼻渊；叶桂用"天真丸"治精虚鼻渊；程国彭首用清空膏治疗风热鼻渊伴明显头痛者，扩大了《兰室秘藏》清空膏的适应证；吴谦增加《外科正宗》奇授藿香汤君药的剂量和服用频次；程国彭用《太平惠民和剂局方》川芎茶调散治风寒化热鼻渊；孙一奎、吴谦均用防风通圣散治久病鼻渊，吴谦加黄连，重在清肺热；王仲奇治鼻渊，苍耳茎、叶、藤、根暨子并用，丝瓜藤、根、茎、叶并用，并选用荷叶筋、细茶叶等专病专药，具有特色。

鼻渊是以鼻流浊涕量多、鼻塞、嗅觉减退、头晕胀闷、鼻道有脓等为主要表现的鼻病。

一、病因病机认识

新安医家认为鼻鼽反复发作可演变为鼻渊，除风热外侵、胆热上迫可引起鼻渊外，肺气虚寒、肾阳不足、肝火上扰等亦可引起鼻渊。

二、病证诊断鉴别

新安医家从喷嚏的有无、鼻涕的质和量、头痛、病位、病因等方面与伤风、鼻鼽进行疾病鉴别："伤风属肺，故喷嚏也。鼻渊属脑，故不喷嚏也。伤风寒邪，故涕清也，鼻渊热邪，故涕浊也""鼻渊病属风热入脑，故目瞑而头疼涕流不止，较之伤风为甚焉。"（《医宗金鉴·卷四·杂病心法要诀》）"鼻流清涕者为鼻鼽，流浊涕者为鼻渊"（《医旨绪余·上卷·四十四·鼻鼽》）。

新安医家还从寒热、虚实方面进行证型辨别。如程国彭以病程久暂辨寒热："鼻渊初起，多由于寒，日久则寒化为热矣。"（《医学心悟·卷四·鼻》）吴崑以鼻涕的清浊辨虚实："阳虚脑寒鼻渊者，……若阳气自虚，则阴气凑之，令人脑寒面流清涕。""鼻流浊涕不止者，名曰鼻渊，乃风热在脑。"（《医方考·卷五·鼻疾门第六十三》）

三、治法方药发挥

（一）风热鼻渊初病久病，"散""清"治不同

新安医家对风热鼻渊初起和久病的治则与选方不同。风热鼻渊初起，治宜"散"之，用苍耳散。

苍耳散

《济生方》

【组成】苍耳子、薄荷叶、辛夷、白芷

【重要文献摘要】（1）吴谦《医宗金鉴·杂病心法要诀·伤风总括》风热伤脑之病，初病则风邪盛，故用苍耳散，以散为主。

（2）吴崑《医方考·卷五·鼻疾门第六十三》此方四件皆辛凉之品，辛可以驱风，凉可以散热。其气轻清，可使透于巅顶，巅顶气清，则脑液自固，鼻渊可得而治矣。

（3）汪昂《医方集解·泻火之剂第十四》治鼻渊。鼻流浊涕不止曰鼻渊，乃风热烁脑而液下渗也。

风热鼻渊久病，治宜"清"之。孙一奎用防风通圣散治疗鼻渊，吴谦则用防风通圣散加黄连治之。

防风通圣散

《宣明论方》

【组成】防风，川芎，当归，芍药，大黄，薄荷叶，麻黄，连翘，芒硝，石膏，黄芩，桔梗，滑石，甘草，荆芥，白术，栀子

【重要文献摘要】吴谦《医宗金鉴·杂病心法要诀·伤风总括》：久病则热郁深，故用防风通圣散加黄连，以清为主也。

程国彭还指出，风寒化热所引起的鼻渊，当选用川芎茶调散。

川芎茶调散

《太平惠民和剂局方》

【组成】川芎，荆芥，白芷，羌活，甘草，细辛，防风，薄荷叶

【重要文献摘要】程国彭《医学心悟·卷四·鼻》：鼻渊初起，多由于寒，日久则寒化为热矣，治宜通窍清热，川芎茶调散主之。

苍耳散重在辛散，用于鼻渊之初；川芎茶调散与防风通圣散加黄连，则重在清肺热以治久病鼻渊，后两方为老方新用，属创新性发明。

（二）"清阴火兼以滋阴"优于"辛散"

湿热上熏于脑的鼻渊，通行治疗"辛散"为主。新安医家罗美认为，湿热上熏，病位居于高位，治宜"高者抑之"，用清阴火、兼以滋阴，疗效更优。他说："鼻渊，由太阳督脉之火上连于脑，多由湿热上熏，津汁溶溢而下，有作臭者，古方用辛散，不若但清阴火而兼以滋阴，为高者抑之之法。若流渗既久，液道不能扃固，故新病多因于热。漏泄既多，伤其髓海，则气虚于上，多见头脑隐痛，及眩运不宁等症，此非补阳不可，宜十全大补汤。"（《古今名医汇粹·卷七·病能集五杂证十门》）罗美清阴火、兼以滋阴的"高者抑之"治疗湿热鼻渊，具有独到的特色。

四、临床证治经验举例

（一）程国彭首用"清空膏"治风热鼻渊

1.证候表现　风热鼻渊证见间歇性或持续性鼻塞，鼻涕量多而白黏或黄稠，嗅觉减退，头痛，可兼有发热恶风，汗出，或咳嗽，痰多，舌质红，舌苔薄白，脉浮数。检查见鼻黏膜充血肿胀，尤以中鼻甲为甚，中鼻道或嗅沟可见黏性或脓性分泌物。头额、眉棱或颌面部叩痛，或压痛。

2.治法治则　清热通窍。

3.遣方用药　程国彭首用"清空膏"治疗风热鼻渊伴明显头痛者，扩大了清空膏的适应证。清空膏首见于《兰室秘藏·卷中·头痛门》，无治鼻渊之功。

清空膏

《医学心悟·卷三·头痛》

【组成】川芎（五钱），柴胡（七钱），黄连炒、防风去芦、羌活（各一两），炙甘草（一两五钱），细挺子黄芩去皮，锉，一半酒制，一半炒（三两）

【功效主治】风热者，筋脉抽搐，或鼻塞，常流浊涕，清空膏主之。

（二）吴谦用奇授藿香丸，清胆泄热治胆热鼻渊

1.证候表现　胆腑郁热鼻渊见鼻涕脓浊，量多，色黄或黄绿，或有腥臭味，鼻塞，嗅觉减退，头痛剧烈。可兼有烦躁易怒，口苦，咽干，耳鸣耳聋，寐少梦多，小便黄赤等全身症状，舌质红，舌苔黄或腻，脉弦数。检查见鼻黏膜充血肿胀，中鼻道、嗅沟或鼻底可见有黏性或脓性分泌物潴留，头额、眉棱骨或颌面部可有叩痛或压痛。

2.治法治则　清泄胆热，利湿通窍。

3.遣方用药　吴谦荐用奇授藿香丸，并优化处方剂量和用法："鼻渊浊涕流鼻中，久淋血水秽而腥，胆热移脑风寒火，……宜奇授藿香丸服之。"（《外科心法要诀·鼻部·鼻渊》）若口苦咽干明显者，可加柴胡、龙胆草、黄芩、栀子清肝泻火；小便黄赤者可加泽泻、车前子、木通清热利湿；若鼻塞甚者，可酌加细辛等；若头痛甚者，可酌加菊花、蔓荆子、白芷等。

奇授藿香汤（丸）治疗鼻渊首见于明代医家陈实功《外科正宗·卷之四·杂疮毒门》。吴谦增大藿香（连枝叶）的用量（由一两增至八两），且增加了每次服药量（由每服二钱增至五钱），加强芳香化湿散邪通窍之功；并强调服用奇授藿香丸要用苍耳散汤下或黄酒送下，以引药达病所，同时加强其清热散邪通窍之力。当今的藿胆丸即根据《医宗金鉴》的奇授藿香丸研制而成。

（三）孙一奎用温肺汤、丽泽通气散治肺气虚寒证鼻渊

1.证候表现　肺气虚寒证见鼻塞或重或轻，鼻涕黏白，稍遇风冷则鼻塞加重，鼻涕增多，喷嚏时作，嗅觉减退，头昏，头胀，气短乏力，语声低微，面色苍白，自汗畏寒，咳嗽痰多，舌质淡，苔薄白，脉缓弱。检查见鼻黏膜淡红肿胀，中鼻甲肥大或息肉样变，中鼻道可见有黏性分泌物。

2.治法治则　温补肺脏，散寒通窍。

3.遣方用药　温肺汤、丽泽通气散（《赤水玄珠·第三卷·鼻门》）。

（四）吴崑创补脑散治阳虚鼻渊

1.证候表现　阳虚鼻渊见鼻涕白黏或黄稠，量多，嗅觉减退，鼻塞较重，食少纳呆，腹胀便溏，脘腹胀满，肢困乏力，面色萎黄，头昏重，或头闷胀。舌淡胖，苔薄白，脉细弱。检查见鼻黏膜淡红，中鼻甲肥大或息肉样变，中鼻道、嗅沟或鼻底见有黏性或脓性分泌物潴留。

2.遣方用药　吴崑创补脑散治之。

补脑散

《医方考·卷五·鼻疾门·第六十三》

【组成】天雄炮、辛夷仁、苍耳茸（等分）

【功效主治】阳虚脑寒，鼻渊者，此方主之。

【用法用量】共为末，饭后酒下二钱。

孙一奎用温阳暖肾之剂治疗肾经虚寒鼻渊："脑漏，有老人肾经虚寒使然者，用八味丸，及暖肾之剂而愈。"（《赤水玄珠·第三卷·鼻门》）吴谦用补中益气汤治胆热鼻渊日久脾胃虚弱："鼻渊浊涕流鼻中，久淋血水秽而腥，胆热移脑风寒火，……此证久则必虚，当以补中益气汤兼服之，即效。"（《外科心法要诀·卷上·鼻部》）

（五）王仲奇平肝泻火治肝郁火炎鼻渊

1.证候表现　偏左头痛筋掣，及于脑之前后，脑脂下泄，鼻塞不闻香臭，甚至脂液由齿颊而暗泄。此为肝郁化火，火迫于脑之过，久恐化风，为厥、为痉。

2.治法治则　镇肝平肝、清热泻火。

3.遣方用药

【组成】左牡蛎煅，先煎，石决明煅，先煎，冬桑叶，甘菊花，夏枯草，苦丁茶，金钗斛，粉丹皮炒，香白薇炒，杭白芍炒，菖蒲，丝瓜藤连根叶烧炭研细，早晚各服一调羹，荷叶筋

【方解】方中丝瓜藤、荷叶筋的用法具有特色。

（六）孙一奎用防风通圣散治疗鼻渊

孙一奎谓："予尝以防风通圣散，除硝、黄，其滑石、石膏减半，倍加辛夷花，先服三五帖，再用此为丸，每服七十丸，早晚白汤吞服，半斤则瘳矣"（《医旨绪余·上卷·鼻渊》）。

（七）王仲奇治疗"精气不固"鼻渊

【案例】心肾内亏，肝胆相火不宁，乘精气之虚，其火热得上移于脑，脂液由鼻、腭而泄漏，肾精心血益加暗耗，而头眩、心悸、喜逸、恶劳，虚象发生矣。

【遣方】宜丸方缓图之。紫贝齿煅（一两），石决明煅（两半），白蒺藜鲜鸡子黄拌炒去刺（两半），金钗斛（一两），杭白芍炒（八钱），青菊叶无叶时以滁菊代之（两半），夏枯草（两半），苦丁茶（一两），霜桑叶（一两），三角胡麻（两半），野料豆（一两），茯神（一两），荷叶筋（一两），连须藕节炒（两半），苍耳茎叶藤根暨子并用（一两），丝瓜藤根茎叶并用（一两）

【用法用量】上药研为细末，用陈细茶叶四钱，开水泡，滤去茶叶，以茶汁法丸，每早、晚各服二钱，开水下。有野刀豆根，加一两，烧炭研末和入更好（《新安医学丛书·王仲奇医案·诸窍》）。

【按】是案为精气不固、心血益加暗耗重证，王仲奇采用石决明、煅牡蛎、龙齿、紫贝齿等配合桑叶、甘菊花、白蒺藜、石斛等药，以清肝潜阳，养阴柔肝以治本，苍耳茎、叶、藤、根暨子并用，丝瓜藤、根、茎、叶并用以治标，选药投剂均具有特色。

第四节 鼻鼽

👉导读

新安医家在继承运气致病及阴阳制衡理论基础上，提出了脏腑郁热、痰热郁结、寒湿中阻、肺肾虚寒等致病因素，尤其是肺肾虚寒的理论，对后世诊治鼻鼽产生了深远的影响。

新安医家提出养阴清热、清热涤痰、温中燥湿、温补肺肾等治疗原则。徐春甫新用滚痰丸清热涤痰治鼻鼽，扩大老方滚痰丸的治疗范围；倡用审平汤，治肺热鼻鼽；吴谦倡用白术附子汤治寒湿中阻鼻鼽；王仲奇用"强肾"法治鼻鼽；叶桂用血肉有情之属填精，治大虚鼻鼽，给当今临床治疗鼻鼽诸多启迪。

鼻鼽是以突然和反复发作的鼻痒、喷嚏频作、流清涕、鼻塞等为主要特征的鼻病。

一、病因病机认识

新安医家在继承《内经》运气学说"天不行其气，则民生鼽嚏"的理论基础上，对鼻鼽的病因病机认识有了很大发展，认为鼻鼽内因责之肺、肾、心、胃、大肠的功能紊乱，外因为风邪外侵，有夹热夹寒之不同。

二、病证诊断鉴别

1.鼻鼽与鼻渊的鉴别 新安医家从鼻涕的色、质来鉴别鼻鼽与鼻渊。孙一奎谓："鼻流清涕者为鼻鼽，流浊涕者为鼻渊。"（《医旨绪余·上卷四十五·鼻渊》）

2.鼻鼽与伤风鼻塞的鉴别 吴谦指出，喷嚏伴"发热色和"为外感风寒表证，喷嚏"中寒而清涕出"为鼻鼽内寒证。"今中寒而清涕出者，是阳气虚寒也。若发热色和者，非为中寒也，乃为外寒所搏，虽有清涕出，亦因善嚏而出也。"（《医宗金鉴·卷二·腹满寒疝宿食病脉证并治第十》）

三、治法方药发挥

（一）用滚痰丸清热涤痰治鼻鼽

痰湿蕴肺是鼻鼽的主要病因，徐春甫用滚痰丸清热涤痰治鼻鼽，扩大老方的治疗范围。

滚痰丸

《古今医统大全·卷之四十三·痰饮门》

【组成】大黄(酒蒸)、黄芩(各半斤)，礞石(制，一两)，沉香(五钱)

【方解】方中大黄泻下，能推荡积热；黄芩苦寒清热，沉香能下气，两者共助大黄泻火清热，并助礞石坠痰祛湿。

【功效主治】实热老痰。

【用法用量】上为细末，滴水丸，梧桐子大。每服三五十丸，量虚实加减服。

（二）倡用审平汤清热养阴治肺热鼻鼽

鼻鼽以肺热为多，清肺热为治疗本病的主要疗法。徐春甫倡用审平汤治之，以清热散邪，养阴生津治疗鼻鼽。审平汤用养阴清肺的治则，体现了治疗热病注重护阴、养阴的思想，达到养阴以清热、以阴制阳的目的。

审平汤

《三因极一病证方论·卷之五·六气时行民病证治》

【组成】远志(去心，姜制炒)、紫檀香(各一两)，天门冬(去心)、山茱萸(各三分)，白术、白芍药、甘草(炙)、生姜(各半两)

【功效主治】岁金太过不及者用之。卯酉之岁，阳明司天，病者中热面浮，鼻鼽，小便黄赤（《古今医统大全·卷之五·运气易览》）。

（三）倡用白术附子汤治寒湿中阻鼻鼽

吴谦倡用白术附子汤治寒湿中阻鼻鼽，具有健脾燥湿，温中祛寒之功。

白术附子汤

《医宗金鉴·卷三·删补名医方论》

【组成】白术，附子(炮，去皮脐)，苍术，陈皮，浓朴(姜制)，半夏(汤洗)，茯苓，猪苓(去皮)，泽泻，肉桂

【功效主治】治寒中腹胀满，作涩作清涕。

【注】寒中者，水反侮土之病，则当下伐水邪，中燥脾湿，故用二苓、术、泽、苍、陈、朴、复，更用桂、附，壮阳胜寒，流通血脉，寒中之病自可愈也。

【按】李杲制此方，施之于脾胃寒湿内盛，胀满多尿，涎涕外盛。

四、临床证治经验举例

（一）徐春甫用滚痰丸治痰热鼻鼽

1.证候表现 痰热鼻鼽证见鼻痒，喷嚏频作，流清涕，鼻塞。全身或见咳嗽，咽痒，口干烦热，舌质红，苔白或黄，脉数。检查见鼻黏膜色红或暗红，鼻甲肿胀。

2. **治法治则** 清宣肺气，通利鼻窍。

3. **遣方用药** 徐春甫用滚痰丸清热涤痰治鼻鼽。

（二）王仲奇用"强肾"法治鼻鼽

1. **证候表现** 鼻鼽证见头痛、鼻鼽、喉痒、咳呛，时轻时剧，乍寒乍热，寐梦纷纭欠安，腿肢时或作酸难受，脉濡滑而弦。

2. **治法治则** 强肾益髓。

3. **遣方用药** 该案前后三诊，二诊方药如下（《王仲奇医案·诸窍》）。

【组成】霜桑叶（二钱），香白薇炒（一钱），龙齿煅，先煎（三钱），苍耳子（钱半），白蒺藜（三钱），蔓荆子（钱半），金钗斛（三钱），远志肉炙（一钱），夜交藤（四钱），茯神（三钱），鹿衔草（三钱），桑寄生（三钱），全当归（三钱），橘红衣（三钱），荷叶筋（三钱）

（三）吴谦用白术附子汤治寒湿中阻鼻鼽

1. **证候表现** 寒湿中阻鼻鼽证见鼻塞，鼻痒，喷嚏频频，清涕长流。面色苍白，形寒肢冷，腰膝酸软，神疲倦怠，小便清长，或见遗精早泄。舌质淡，苔白，脉沉细无力。检查可见下鼻甲肿大光滑，黏膜淡白，鼻道有水样分泌物。

2. **治法治则** 温补肾阳，固肾纳气。

3. **遣方用药** 吴谦用白术附子汤治之，并谓："寒中者，水反侮土之病，则当下伐水邪，中燥脾湿，故用二苓、术、泽、苍、陈、朴、夏，更用桂、附，壮阳胜寒，流通血脉，寒中之病自可愈也"。（《医宗金鉴·卷三·删补名医方论》）

（四）叶桂用血肉有情之属填精治大虚鼻鼽

1. **证候表现** 大虚鼻鼽证见脉数，垂入尺泽穴中。此阴精未充，早泄，阳失潜藏，汗出，吸短，龙相内灼，升腾面目，肺受熏蒸，嚏涕交作；兼之胃弱少谷，精浊下注，溺管疼痛。肝阳吸其肾阴，善怒多郁，显然肾虚如绘（《临证指南医案·卷一》）。

2. **治法治则** 叶天士用有情之属以填精，仿古滑涩互施法用。

3. **遣方用药** 胶髓丸，方药如下。

【组成】牛骨髓（四两），羊骨髓（四两），猪脊髓（四两），麋角胶（四两），熟地（八两），人参（四两），萸肉（四两），五味（三两），芡实（四两），湖莲（四两），山药（四两），茯神（四两），金樱膏（三两）

【方解】方中以五味子、芡实、湖莲、山药敛涕治鼻鼽，用药具有独特之处。

思考题

1. 审平汤的组成、功效及适应证是什么？

2. 新安医家在虚证鼻鼽的治疗上有哪些特色？

参考答案

第五节 鼻息肉

☞ 导读

新安医家认识到花粉过敏可诱发鼻息肉；提出脾胃食积，痰热流注可引起鼻息肉。

罗美用"化滞生新"的治则，创用四物汤加味活血化瘀、化滞生新治鼻痔。徐春甫荐用羊肺散和辛夷膏治肺虚上壅鼻息肉，吴谦荐用辛夷清肺饮内服，外用硇砂散治疗。徐春甫所创治鼻息肉用药之前先洗净鼻腔的洗鼻法，可利于外治药物的吸收。

鼻息肉是以鼻塞日久，鼻窍内见有表面光滑、半透明、触之柔软而不痛的赘生物，有碍气息为主要表现的瘤病类疾病。

一、病因病机认识

徐春甫认识到花粉过敏可诱发鼻息肉："腊梅花嗅之，令人生鼻痔"（《古今医统大全·卷之九十八·通用诸方》）。

新安医家提出了脾胃食积，痰热流注可引起鼻息肉，如孙一奎认为，鼻息肉是"因胃中有食积，热痰流注"所致（《赤水玄珠·第三卷·鼻门·鼻息肉》）。

二、病证诊断鉴别

新安医家从鼻涕的色、质来鉴别鼻鼽与鼻渊。孙一奎谓："鼻流清涕者为鼻鼽，流浊涕者为鼻渊。"（《医旨绪余·上卷四十五·鼻渊》）

三、治法方药发挥

（一）辛夷清肺饮、硇砂散内外并施治鼻痔

对肺经湿热蕴结之鼻息肉，治疗采用清肺化湿，散邪通窍之剂。吴谦强调内外治疗相结合，内服辛夷清肺饮治其本，外用硇砂散点鼻治其标。

此证生于鼻内，形如石榴子，渐大下垂，色紫微硬，撑塞鼻孔，碍人气息难通。由肺经风湿热郁，凝滞而成。内服辛夷清肺饮，以清肺热；外以硇砂散，逐日点之，渐化为水而愈。

辛夷清肺饮

《医宗金鉴·外科卷上·鼻部·鼻痔》

【组成】辛夷（六分），甘草生（五分），石膏煅、知母、栀子生研、黄芩（各一钱），枇杷叶去毛，蜜炙（三片），升麻（三分），百合、麦冬去心（各一钱）

【方解】黄芩、栀子、石膏、知母清利肺胃之热；辛夷花、枇杷叶宣肺通窍；升麻、甘草解毒祛邪；百合、麦冬甘寒养阴碍湿，可去而不用。

【用法用量】水二钟，煎八分，食远服。

硇砂散

《医宗金鉴·外科卷上·耳部》

【组成】硇砂(一钱)，轻粉、雄黄(各三钱)，冰片(五厘)

【用法用量】共研细末，水调浓，用谷草细梗咬毛，蘸点痔上。

(二)创四物汤加味活血化瘀、化滞生新治鼻痔

罗美创四物汤加味活血化瘀、化滞生新治鼻痔，《古今名医汇粹·卷七·病能集五杂证十门·口鼻齿证》："鼻痔宜化滞生新，四物加片芩、红花、茯苓、陈皮、甘草、生姜等药，调五灵末服"；孙一奎《赤水玄珠·第三卷·鼻门·鼻息肉》："细辛、白芷、甘草，加消痰积之药，服之为效。"强调化痰湿的同时，配合健脾养胃，补养气血以达化滞生新。

(三)创鼻息肉外治前洗鼻法

新安医家创鼻息肉外用药物之前，先洗净鼻腔的洗鼻法，可助于外治药物吸收。

地龙散

《古今医统大全·卷之六十二·鼻证门》

【组成】地龙去土炒(一分)，猪牙皂角(一枚)

【用法用量】存性研为末。先洗鼻内，净，以蜜涂之，敷药少许于内，流出清水，尽则息肉自除。

(四)创多首鼻痔外治方剂

新安医家创多种外治方法治疗鼻息肉，如吹鼻法、塞鼻法、涂鼻法、点息肉法、含法等，剂型有散剂、膏剂、丸剂等多种。徐春甫荐用白黄散、二丁散，许国帧用辛夷膏，吴谦用硇砂散等外用方治疗。叶桂在《种福堂公选良方·卷三·公选良方·鼻》中有治鼻息肉方"瓜蒂五分研末，麝香少许，含水口中，嗅味自落"。

白黄散

《易简》

【组成】白矾、雄黄、细辛、瓜蒂(各一钱)

【用法用量】上为细末，以雄犬胆汁为剂，如枣核，塞鼻中

二丁散

《古今医统大全·卷之六十二·鼻证门》

【组成】苦丁香、丁香、粟米、赤小豆(各七粒)，石膏(少许)

【用法用量】上为细末，吹入鼻中，如不闻香臭及偏头风皆效。

辛夷膏

《御药院方》

【组成】辛荑叶(二两)，细辛、木通、木香、杏仁泡去皮尖，研如泥、白芷(各五钱)

【用法用量】上用羊髓、猪脂二两和药于石器内，慢火熬成膏，取赤黄色放冷，入片脑、麝香一钱为丸，绵裹塞鼻中，数日肉脱即愈。

四、临床证治经验举例

（一）徐春甫用羊肺散治寒湿凝聚鼻窍证

1.证候表现　寒湿凝聚鼻窍证见渐进性或持续性鼻塞，嗅觉减退或丧失，流涕清稀或白黏，喷嚏多，易感冒，畏风寒，舌质淡，苔白腻，脉缓弱。检查见鼻黏膜色淡或苍白，鼻息肉色白透明。

2.治法治则　温化寒湿，散结通窍。

3.遣方用药　羊肺散加减。鼻塞甚者，加辛夷花、白芷芳香通窍；常感冒者，可合玉屏风散。

羊肺散

《古今医统大全·卷之六十二·鼻证门》

【组成】羊肺一具，洗，白术(四两)，木通、肉苁蓉、川芎(各一两)，干姜炮(八钱)

【方解】羊肺性平、味甘，归肺经，能补肺气、调水道；干姜性温，入脾肺肝经，能温脾肺，散寒气；肉苁蓉甘温，入肾脾肝经，具养阴血，益精髓之功，精足则气充；白术健脾养胃，脾胃健则气血得生，上充以养肺；川芎性温，味辛，入肺肝经，具辛温散寒，调理气血之功；木通利水湿，诸药合用具有温补肺气，利湿散寒之效。

（二）吴谦用辛夷清肺饮治湿热蕴积鼻窍证

1.证候表现　湿热蕴积鼻窍证见持续性鼻塞，嗅觉减退，涕液黄稠。或有头痛头胀、纳呆腹胀、大便黏滞、口干等全身症状。舌质红，苔黄腻，脉滑数。检查见鼻黏膜色红，息肉灰白、淡红或暗红，鼻道有稠脓涕。

2.治法治则　清热利湿，散结通窍。

3.遣方用药　辛夷清肺饮加减。可加车前子、泽泻、僵蚕、浙贝母以助清热祛湿；加鱼腥草、败酱草以清热解毒除涕；头痛明显者，可加蔓荆子、菊花以清利头目；息肉暗红者，加桃仁、红花、川芎等以活血散结。

思考题

1. 新安医家对鼻息肉的治疗有哪些创新？
2. 如何理解罗美"化滞生新"的治疗观念？

参考答案

第三章　咽喉口齿科学

第一节　急喉痹

☞ 导读

郑氏喉科提出"运气致病，皆属于火"学说，指出急喉痹有"天行"致病者。

辨证论治方面，新安医家强调"治病须分新久，用药贵审机宜"，其创新点和独具特色之处有三：①郑梅涧治实证喉痹首创"拦定风热""气血并治"治则，既分表里，又执养阴，注重病势的"截断扭转"，防止疾病的传变，治疗措施"针药并用，内外兼施，层次调治，随宜而施"；②程国彭创制"加味甘桔汤"治实火喉痹；③王仲奇治"湿热郁蒸，火风内沸"喉痹，选方遣药清轻灵动，注重顾护胃气。

急喉痹是因外邪侵袭咽部所致，以咽部肌膜红肿疼痛为主要表现的咽部疾病。

一、病因病机认识

1. "天行""七情""寒邪"饮食失当致喉痹说　郑氏喉科指出急喉痹的病因病机与"天行""七情""寒邪"有关（《重楼玉钥续编·论喉痹关乎运气而有火、湿、寒之异》）。

2. 运气致喉痹，皆属于"火"　《重楼玉钥续编》分析《素问》关于喉痹的病因病机与运气学说内容，提出运气致喉痹的病因虽多，皆可归属于"火"的观点。"运气虽有火、湿、寒之不同，然湿则热生乎中；寒则火郁于内；同归于火"（《重楼玉钥续编·论喉痹关乎运气而有火、湿、寒之异》）。

二、病证诊断鉴别

注重喉痹虚火、实火辨别　程国彭从咽部肿痛程度和病因辨别喉痹火证的虚实：喉痹"有虚火、实火之分，紧喉、慢喉之别，不可不审。虚火者，色淡，微肿，尿清，便利，脉虚细，饮食减少。此因神思过度，脾气不能中护，虚火易至上炎，乃内伤之火……虚症也。……实火者，醇酒膏粱，风火积热，火动生痰，肿痛暴发，甚则风痰壅塞……实症也。"（《医学心悟·卷六·外科症治方药·喉痹》）

三、治法方药发挥

（一）治病须分新久，用药贵审机宜

新安医家强调喉痹病程、虚实与治则关系。清·程杏轩说"盖治病须分新久，用药贵审机宜。病初体质无亏，治惟涤邪，无庸顾虚。兹则病魔经岁，正气已亏，岂容孟浪！"（《程杏轩医案》）强调选方遣药和喉痹病程新久、病证虚实密切相关。古代医家治喉痹不

分虚、实，"通用甘桔汤以治之"，清·程国彭诚言："喉间肿痛，名曰喉痹。古人通用甘桔汤主之。然有虚火、实火之分。"（《医学心悟·卷四·喉痹》）说明治疗虚实喉痹要贵审机宜，选方用药各有不同。

（二）郑梅涧首创"拦定风热""气血并治"治则

喉痹实证病位在"上"在"表"，其疾病发展的趋势易向"下"入"里"，郑梅涧首创"拦定风热""气血并治"的治则。郑梅涧指出："大凡用药，自内攻出为上策、取痰攻上为中策、沉为下策。热重者，令去内热，用药取病归上；拦定风热，使其攻上不下，诚为善治者。不如是，则病入胃鬲，因传于心肺中，辄变他症。"（《重楼玉钥·卷上·诸风秘论》）郑梅涧又说：喉症"初起，必作寒发热，头痛，大便秘结，小便赤涩，以紫正散、地黄散合服勿离，其药乃气血并治，能理气散血，逐风痰，不使邪热壅塞"。拦定风热、气血并治治法，注重病势的"截断扭转"，防止疾病传变。郑枢扶指出，由于喉痹致病的外因"同归于火"，"故治法大要，以发之为主，如针刺刀砭，药则赤麟散、金碧二丹皆是，大苦大寒辛热之剂，间亦有时需用，断不可轻易浪投。"（《重楼玉钥续编·论喉痹关乎运气而有火、湿、寒之异》）

（三）"散""清"法治疗实火喉痹

程国彭治君火相火冲击咽喉痹痛，"法当散之、清之，加味甘桔汤主之"。

（四）王仲奇"轻清宣泄""化风清火"治喉痹

此处选取《王仲奇医案·咽喉》中的两个案例。

案例一　湿热郁蒸，火风内沸，喉痛、咽肿、颈间耳下亦肿，帝钟下垂，身热、便秘、溺赤，脉弦数。

【治法治则】轻清宣泄。

【遣方】连翘(三钱)，薄荷(四分)，玄参(三钱)，银花(三钱)，甘草(钱半)，粉丹皮炒(钱半)，马勃包(钱半)，金果榄(一钱)，射干(钱半)，山栀炒焦(钱半)，白僵蚕炙(二钱)，紫荆皮(三钱)，蔷薇花瓣(二钱)

案例二　火风上郁，一阴一阳结而失宣，寒热、喉痛、拗内肿而有白，吞咽微梗而痛，且觉干燥，脉弦数，两寸俱搏，头亦痛。喉症有寒热者重，缘热度高则火风之势愈烈也，惟唇、舌、喉关尚不绛赤，血犹安静，未被热扰。速以化风清火，以消咽肿，而退白腐。

【治法治则】化风清火。

【遣方】银花(三钱)，玄参(三钱)，冬桑叶(二钱)，连翘(二钱)，条芩炒(一钱二分)，粉丹皮炒(钱半)，马勃(钱半)，射干(钱半)，紫荆皮(三钱)，山栀炒焦(钱半)，薄荷(四分)，蔷薇花瓣(二钱)

四、临床证治经验举例

（一）郑梅涧用紫正地黄散治外邪侵袭证

1. **证候表现** 外邪侵袭证多见咽部疼痛，吞咽不利。偏于风热者，咽部干燥、灼热，咽痛较重，痛感逐渐加剧，吞咽不利。可有发热、恶风、咳嗽痰黄、头痛，舌苔薄黄，脉浮数；检查可见咽部黏膜鲜红、肿胀，颗粒突起可融合成片，或颌下有臖核。偏于风寒者，咽部微痛，伴恶寒发热，身痛，咳嗽痰稀，舌苔淡红，脉浮紧；检查可见咽部黏膜淡红。

2. **治法治则** 疏风散邪，宣肺利咽。

3. **遣方用药** 紫正地黄散加减。薄荷、防风、细辛疏散风邪；赤芍、茜草、丹皮、小生地拦定风热，紫荆皮、桔梗、荆芥穗、甘草消肿利咽。全方起到拦定风热、气血并治的作用（《重楼玉钥·喉风诸方》）。

（二）程国彭创加味甘桔汤治实火喉痹

1. **证候表现** 实火喉痹证见咽部疼痛较剧，吞咽困难，发热，口渴喜饮，口气臭秽，大便燥结，小便短赤，舌质红，舌苔黄，脉洪数。检查见咽部红赤肿胀明显，喉底颗粒红肿，颌下有臖核。

2. **治法治则** 清热解毒，消肿利咽。

3. **遣方用药** 加味甘桔汤，是程国彭创制治实火喉痹的方剂。

加味甘桔汤

《医学心悟·卷四·咽喉》

【**组成**】甘草炙（三钱），桔梗、荆芥、牛蒡子炒、贝母（各一钱五分），薄荷（三分）

【**方解**】其"口渴，唇焦舌燥，便闭溺赤"为三焦热毒壅盛，所加"黄连、黄芩、黄柏、黑山栀"，为"三黄解毒汤"，见于《医学心悟·卷二·伤寒兼症》，又名"黄连解毒汤"，泻火解毒，治一切实热火毒，三焦热盛之证。

【**加减**】若内热甚，或饮食到口即吐，加黄连一钱；若口渴，唇焦舌燥，便闭溺赤，更加黄柏，黄芩，山栀，黄连；若有肿处，加金银花五钱。

（三）程国彭用贝母瓜蒌散加味治痰凝血瘀喉痹

1. **证候表现** 痰凝血瘀喉痹证见咽部异物感、痰黏着感、燋热感，或咽微痛，痰黏难咯，咽干不欲饮，易恶心呕吐，胸闷不适。舌质暗红，或有瘀斑瘀点，苔白或微黄，脉弦滑。检查见咽黏膜暗红，喉底颗粒增多或融合成片，咽侧索肥厚。

2. **治法治则** 祛痰化瘀，散结利咽。

3. **遣方用药** 贝母瓜蒌散加味。方中贝母、瓜蒌清热化痰润肺；橘红理气化痰；桔梗宣利肺气、清利咽喉；茯苓健脾利湿。可加赤芍、丹皮、桃仁活血祛瘀散结。若咽部不适，咳嗽痰黏者，可酌加杏仁、紫菀、款冬花、半夏等；若咽部刺痛、异物感、胸胁胀闷者，可酌加香附、枳壳、郁金等（《医学心悟·卷三》）。

（四）王仲奇"轻清宣泄""化风清火"治喉痹

1.证候表现 喉痹因"湿热郁蒸，火风内沸，证见喉痛、咽肿、颈间耳下亦肿，帝钟下垂，身热、便秘、溺赤，脉弦数。

2.治法治则 轻清宣泄。

3.遣方用药 王仲奇治"湿热郁蒸，火风内沸"喉痹，选方遣药清轻灵动，注重顾护胃气（《王仲奇医案》）。

【**组成**】连翘(三钱)，薄荷(四分)，玄参(三钱)，银花(三钱)，甘草(钱半)，粉丹皮炒(钱半)，马勃包(钱半)，金果榄(一钱)，射干(钱半)，山栀炒焦(钱半)，白僵蚕炙(二钱)，紫荆皮(三钱)，蔷薇花瓣(二钱)

（五）郑氏喉科喉科吹药

郑氏喉科将中药制成粉剂，直接吹喷于咽喉患部，以清热止痛利咽。如《重楼玉钥》中吹药回生丹、圣功丹等清热止痛利咽，直接吹喷于患处即可。

思考题

1. "拦定风热""气血并治"治则有何特色？
2. 试述程国彭"加味甘桔汤"的药物组成和适应病证。

参考答案

第二节 慢喉痹

▷ 导读

新安医家认识到虚火、阳虚、中寒与喉痹的关系密切。强调"治病须分新久，用药贵审机宜。"其创新点和独具特色之处有四：①王仲奇治慢喉痹（肥厚性咽炎）"水竭金枯"，注重化痰散结为先，用蛤黛散、千金苇茎汤、川贝枇杷膏三方加味，选方及所用的冬瓜子、野蔷薇花均独具特色；②王仲奇治慢喉痹（干燥性咽炎）"阴虚液燥"，选用大组中药鲜药（鲜鲜生地、鲜鲜石斛、鲜苇茎）为君，"润喉清燥利咽"，取效快捷，值得推广和进一步研究；③程国彭治"中寒咽痛"轻证荐用半夏桂甘汤治疗，重证荐用理中汤、四逆汤治疗；④郑渭占用养阴清肺汤加味治疗帘珠喉痹，为难治性疾病提供了思路。

慢喉痹是以咽部肌膜微红、微痛、干燥、异物感、咽痒不适等为主要表现的咽喉疾病，若以喉底颗粒增多，状如帘珠者，称"帘珠喉痹。"

一、病因病机认识

1.强调虚火与喉痹的关系 喉痹虚证多和虚火有关。程国彭云："虚火者因神思过度，脾气不能中护，虚火易至上炎，乃内伤之火。"（《医学心悟·喉痹》）

2.强调阳虚与喉痹的关系 程杏轩认识到喉痹和阳虚的关系："病乃少阴伤寒，少阴之脉，循喉咙，良由肾元下虚，寒邪客之，雷龙不安其宅，是以上热下寒，其喉为痹。"（《程杏轩医案·初集》）

二、病证诊断鉴别

1.郑枢扶论阴虚、阳虚证辨别 郑枢扶注重从脉象及其与疲劳、时间的关系进行喉痹阴虚、阳虚证的辨别："喉痹，阳虚者，两寸浮大，遇劳益甚，此肺脾气怯，不能堤防下焦……阴虚者，两尺洪数，日晡转甚，此肝肾阴虚，不能制御龙雷。"（《重楼玉钥续编》）郑枢扶还指出：喉痹脉"弦数有力为实火，左寸虚数尺微为虚火，宜滋养金水。两脉若浮大，重取而涩者，此阴气大虚，阳气浮越也。"（《重楼玉钥续编·论喉痹关乎运气而有火湿寒之异》）

2.程国彭辨喉痹虚实证 程国彭以咽部的颜色、体征、咽痛的时间和脉象辨别喉痹的虚实："喉痹，古人通用甘桔汤主之，然有虚火、实火之分，紧喉、慢喉之别，不可不审。虚火者，色淡，微肿，溺清，便利，脉虚细，饮食减少，此因神思过度，脾气不能中护，虚火易至上炎，乃内伤之火，名曰慢喉风，虚证也。午前痛甚者，属阳虚，……午后痛甚者，属阴虚。"（《医学心悟·卷六·外科症治方药》）

三、治法方药发挥

（一）郑氏喉科"滋养金水""补阴敛阳""培补中宫"治喉痹阴虚、阳虚证

新安郑氏喉科治喉痹阴虚、阳虚及"帘珠喉痹"均有所发挥和创新（《重楼玉钥续编·论喉痹关乎运气而有火湿寒之异·辨阴阳之分》）。

➤ 喉痹阴虚

1.证候表现 阴虚者，两尺洪数，日晡转甚，此肝肾阴虚，不能制御龙雷，必滋养癸水；脉法：两寸浮洪而溢者，喉痹也；两尺细微无力者，虚炎也……，左寸虚数尺微为虚火，宜滋养金水。两脉若浮大，重取而涩者，此阴气大虚，阳气浮越也，宜补阴敛阳，人参一味浓煎汤饮之。

2.治法治则 ①滋养癸水，癸水可生木。②滋养金水，即金水相生法，滋养肺金肾水，用于肺虚不能输布津液以滋肾，或肾阴不足，精气不能上滋于肺，而致肺肾阴虚的喉痹。

➤ 喉痹阳虚

1.证候表现 阳虚者，两寸浮大，遇劳益甚，此肺脾气怯，不能堤防下焦，须培补中宫。

2.治法治则 培补中宫，虚则补之，损者益之。

3.遣方用药 选用人参、党参、黄芪、白术、山药、白扁豆、莲子、芡实、茯苓、炙甘草、大枣、黄精、粳米等甘养温运之品，以益气健脾，培补中宫，复在脾气恒健，运化

有权，水谷精微布达，气血充盈有继的基础上，迅速地消除或改善中州衰惫所引起的咽部阳虚症状。

（二）郑氏喉科内外并用治"帘珠喉瘤"

1.证候表现　若起于咽喉内者，名喉瘤，属关后气郁虚症。由肝肺二经郁热，更兼多语损气性躁而成，形如圆眼，红丝相裹，或双或单，生于喉内之旁，亦有顶大蒂小者。初起喉间微痛，不恶寒发热，日久形色带白而微硬，不犯不痛，或因醇酒炙爆，或因怒气喊叫，犯之则痛。

2.治法治则　切忌用针刀，吹以消瘤碧玉散，宜服加味逍遥散、益气清金汤，或用夏枯草同郁金煎汤代茶服之，日久自然消退。若体虚，因忧郁不舒而发是疾者，宜用归脾汤加柴胡、丹皮、山栀，至于出入加减之法，又当神而明之可也（《重楼玉钥·卷上·单鹅风》）。

3.遣方用药

消瘤碧玉散

《重楼玉钥·卷上·喉风诸方》

【组成】硼砂（三钱），冰片（三分），胆矾（四分）

【功效主治】喉瘤郁热之症。

【用法用量】共研极细末。用时以箸头蘸药点患处，自效。

益气清金汤

《重楼玉钥·卷上·症治汤头备录》

【组成】人参（二钱），茯苓（一钱），桔梗（三钱），黄芩（二钱），麦冬（钱半），陈皮（一钱），栀仁（一钱），薄荷（一钱），甘草（一钱），紫苏（五分），牛蒡子炒（钱半），川贝母去心（二钱），加淡竹叶（三十片）

【功效主治】喉瘤之症。

【用法用量】水煎，温服。

（三）程国彭论治阴虚、阳虚、中寒喉痹

程国彭根据临床经验，提出阴虚、阳虚喉痹的不同治疗方法。

➤ 阴虚、阳虚喉痹

喉间肿痛，名曰喉痹。午前痛甚者，属阳虚，四君子汤加桔梗、麦冬、五味、当归。午后痛甚者，属阴虚，四物汤加桔梗、元参。如不效，必加桂、附为引导之用，加减八味汤，加牛膝主之。若脉数有热，六味汤主之（《医学心悟·卷六·外科症治方药》）。

【按】程国彭治阴虚用养阴药不效，加肉桂、附子"为引导之用"的经验值得重视。近代名医祝味菊（1884—1951年）善用附子，人称"祝附子"，他说："附子在阴虚内热者，也用少许附子作药引，取热因热用之意，然必配生地、丹皮以监制之。"

> **中寒喉痹**

程国彭荐用半夏桂甘汤治"中寒咽痛"轻者，重者用理中汤、四逆汤。非时暴寒，潜伏于少阴经，越旬日而后发，名曰伏气咽痛，谚云肾伤寒是已，法当辛温以散之，半夏桂甘汤主之。少阴中寒之重证，寒客下焦，逼其无根失守之火，发扬于上，遂致咽痛，其症手足厥冷，脉细沉，下利清谷，但用理中、四逆汤疗寒，而咽痛自止（《医学心悟·卷四·咽喉》）。

中寒咽痛，治用半夏桂甘汤，不可误投凉药（《医学心悟·卷六·外科症治方药》）。

"伏气"为病证名，《伤寒论·平脉法·成无己注》曰："冬时感寒，伏藏于经中，不即发者，谓之伏气。""中寒咽痛"为寒痰壅阻咽喉，其辨证特点是咽部黏膜的颜色不变，治用"辛温以散之"的半夏桂甘汤（又名半夏汤），以散寒通阳，涤痰开结。

半夏桂甘汤

《伤寒论》

【**组成**】半夏_洗，桂枝_{去皮}，甘草_炙

【**功效主治**】少阴病，咽中痛。

【**用法用量**】上三味，等分，各别捣、筛已，合治之。白饮和服方寸匕，日三服。若不能散服者，以水一升，煎七沸，内散两方寸匕，更煮三沸，下火令小冷，少少咽之。

四、临床证治经验举例

（一）王仲奇用鲜药治阴虚液燥喉痹

1. **证候表现**　喉腭内帘干涸而痛，寐觉弥甚，舌糙。

2. **治法治则**　润喉清燥。

3. **遣方用药**　鲜鲜生地、玄参、粉丹皮_炒、甘草、射干、山栀_{炒焦}、天花粉、金果榄、海蛤粉_包、飞青黛_包、肥玉竹、火麻仁_杵、肥知母_炒、条芩_炒、白药子、鲜鲜石斛、鲜苇茎。

【**方解**】鲜地黄甘寒，多汁液，性凉而不滞，质润而不腻，功专清热泻火，生津止渴，凉血散瘀，凉血止血而不留瘀；鲜石斛甘寒汁浓，功擅养胃阴，生津液，清虚热，止烦渴。二者均为甘寒之品，又同取鲜品入药，"生者尤良"，可增强养阴生津、润喉清燥之功。

王仲奇在"润喉清燥""润喉利咽"的基础上，用鲜鲜生地、鲜鲜石斛、鲜苇茎等鲜药为主治疗，博具特色。鲜鲜"叠用"，意在强调药品的新鲜程度。

鲜药的应用由来已久，在实践中认识到中药"鲜用""干用""炮制"的功效不同，特别是在治疗热病和阴虚症候方面，鲜药有着无可替代的作用，且具有廉、简、便、验的特点。如《神农本草经·卷一·上经·干地黄》云："干地黄，味甘，寒……除痹，生者尤良。"《本草纲目》中，李时珍云：地黄"鲜用则寒，干用则凉……久服轻身不老，生者尤良"，可以看出古代医学家们对于新鲜药材的药性和功效体会尤深。

（二）新安郑氏喉科用养阴清肺汤治肺阴虚火炎喉痹

1.证候表现　喉痹肺阴虚火炎，多见咽部干燥，灼热疼痛不适，午后较重，或咽部梗梗不利，干咳痰少而稠，或痰中带血，手足心热，舌红少津，脉细数。检查可见咽部黏膜暗红，或咽部黏膜干燥少津。

2.遣方用药　临床常用新安郑氏喉科养阴清肺汤滋养阴液，降火利咽治疗。

（三）孙一奎用六君子汤加味治脾胃虚弱喉痹

1.证候表现　喉痹脾胃虚弱，常见咽喉梗梗不利或痰黏着感，咽燥微痛，口干而不欲饮或喜热饮，易恶心，或时有呃逆反酸，若受凉、疲倦、多言则症状加重。平素容易感冒，倦怠乏力，短气懒言，动则汗出，胃纳欠佳，或腹胀，大便不调，舌质淡红边有齿印，苔薄白，脉细弱。检查见咽黏膜淡红或微肿，喉底颗粒较多，可呈扁平或融合，或有少许分泌物附着。

2.遣方用药　孙一奎用六君子汤加味益气健脾，升清利咽治疗（《孙一奎医案·卷五·宜兴治验》）。

【组成】人参、白术、茯苓、炙甘草、陈皮、半夏、滑石、酒连、枇杷叶、芦柴根、香附、吴茱萸

（四）王仲奇化痰散结法治阴虚珠帘喉痹

1.证候表现　喉痛，悬雍下垂，喉壁仍累累高起如疱丁，咯痰艰涩不利……形瘦面齽，脉沉涩数。肾阴不上承，肺气不肃降，有水竭金枯之虞。

2.治法治则　王仲奇注重急则治标，化痰散结为先。

3.遣方用药　由蛤黛散、千金苇茎汤、川贝枇杷膏三方合方加减组成，方中使用冬瓜子、野蔷薇花有独特之处。

【组成】海蛤粉（三钱），川贝母（一钱五分），生苡仁（三钱），野蔷薇花（二钱），飞青黛（三钱），白茯苓（三钱），冬瓜子（五钱），干苇茎（三钱），金石斛（三钱），丝瓜络（三钱），肥知母（三钱），枇杷叶（三钱）

珠帘喉痹属慢喉痹的范畴，现代医学称之为"肥厚性咽炎"，是临床常见病和难治性疾病。本案"喉壁仍累累高起如疱丁"，现代医学称之为"咽后壁淋巴滤泡增生"，患者还有"喉痛，悬雍下垂""咯痰艰涩不利"，属"水竭金枯"伴有"痰结"，治疗先"化痰散结"以解其标，后缓缓图之以治其本。

蛤黛散

【组成】海蛤粉，飞青黛

【功效主治】清肺化痰止嗽。

【按】该方原无方名，首见于新安医家宋·张杲《医说·卷四·喘嗽·治痰嗽》所载的"医官李防御治愈宋徽宗宠妃痰嗽"医话。该方被后人称为黛蛤散或青蛤散。海蛤壳味苦、咸性寒，归肺肾胃经，功能清热化痰，软坚散结，制酸止痛，用于痰火咳嗽，胸肋疼痛，痰中带血，胃痛吞酸等症。以海蛤壳为主药的黛蛤散是清肺止咳的常用药，已被收入

《中华人民共和国药典》。

千金苇茎汤

《金匮要略·肺痿肺痈咳嗽上气篇·附方》

【组成】苇茎切，二升，以水二斗，煮取五升，去滓，薏苡仁（半升），桃仁（三十枚），瓜瓣（半升）

【功效主治】咳有微热，烦满，胸中甲错，是为肺痈。

【用法用量】上四味细切，内苇汁中煮取二升，服一升，当吐如脓。

【考】王仲奇用苇茎、薏苡仁、冬瓜子清热化痰。冬瓜子在案中有"益气、润肺、化痰、消痈"数用。冬瓜子为葫芦科植物冬瓜干燥、成熟的种子。《神农本草经·卷一·上经》云其"味甘，平，主令人阅泽，好颜色，益气不饥；久服轻身、耐老。"《本草经疏》谓其"能开胃醒脾"，陈念祖云冬瓜子"能润肺化痰，兼益胃气"。《金匮要略》中千金苇茎汤治肺痈，大黄牡丹汤治肠痈脓未成，均重用冬瓜子。是案用冬瓜子"益气""好颜色"以治患者"形瘦面黧"，故又可治"咯痰艰涩不利"，且"兼益胃气。"

川贝、枇杷叶为治疗肺热咳嗽的常用对药，后世医家将其制成膏、露等剂型。

【按】本案加知母、金石斛育阴，丝瓜络通络化痰、茯苓健脾化痰，健脾培土以生金。野蔷薇花，又名白残花，即蔷薇花科灌木多花蔷薇的花，味苦、涩，性寒，能理气和胃，《本草纲目拾遗》云其"开胃散郁，煮粥食，助清阳之气上升，蒸露点茶，生津止渴，解暑涤烦"，适用于胸腹痞闷，不思饮食等症。王仲奇用野蔷薇花固护胃气。

（五）郑景岐治虚火喉痹

1.证候表现　常见有咽嗌干涸，入夜尤甚，微觉辛辣，发音稍哑。郑景岐认为此证属肾阴不足，龙火炎上，肾之络脉，挟咽循喉咙系舌本，火不藏源，循经浮越而上使然。

2.治法治则　益阴降火缓图之。

3.遣方用药

【组成】药用干地黄（6g），丹皮（5g），青黛（1.5g），柿霜（10g），元参（10g），鲜石斛10g，女贞子（10g），南沙参（10g），干芦根（10g），茯苓（10g），盐水炒白芍（10g），胖大海二枚

【方解】方中柿霜，在口干甚时，以少许含化，取其甘凉润燥之功以治标；地黄、盐水炒白芍、女贞子滋肾水，鲜石斛、干芦根润肺阴，同治子母两脏以固本。

（六）孙一奎用六君子汤加味治脾虚胃逆喉痹

《孙一奎医案·卷五·宜兴治验》云："曹宜岗常多梦遗，予曰：此神志不足也。又有疝气，近加嘈杂，食硬物喉中梗作疼。予谓病有缓急，则治有先后，咽喉之症，非急先而何？初为清肃上焦，次为补养神志，俾神旺而精有主，可不妄遗。然后，以下部之剂治其疝，清肃上焦用六君子汤加滑石、酒连、枇杷叶、芦柴根、香附、吴茱萸，四帖，嘈杂止，喉中宽舒。"

【按】"嘈杂，食硬物喉中梗作疼"，此系脾虚胃火上逆，孙一奎用六君子汤加味，以健脾和中，清肃上焦，则嘈杂即止，喉中宽舒。

（七）程杏轩用"温补下元、引火归根"治少阴伤寒喉痹

程杏轩善用"温补下元"治疗"肾元下虚"喉痹。《程杏轩医案·初集》载："方兄体素清，证见身热足冷，喉红肿痛，脉息沉细无力。……乃少阴伤寒，少阴之脉，循喉咙，良由肾元下虚，寒邪客之，雷龙不安其宅，是以上热下寒，其喉为痹。治当温补下元，引火归根。若泛视为风热而清散之，殆矣。方仿镇阴煎。一服喉痹愈，再服寒热退。"

【按】此为"肾元虚寒，上热下寒"，治用仿"镇阴煎"以温补下元，引火归根，取得疗效。

思考题

1. 王仲奇如何治疗治慢喉痹"水竭金枯"证和慢喉痹"阴虚液燥"证？
2. 程国彭如何治慢喉痹"中寒咽痛"证？

参考答案

第三节　乳　蛾

👉 导读

乳蛾实证，多有肺经积热，风邪侵袭、饮食不节所致用；乳蛾虚证，郑氏喉科强调"下焦阴火上冲""感燥而发，乃本于水亏，不能制火"的致病作用。郑枢扶认为：不以起病缓急确定病证的寒热虚实，病初非独"火"为患，六淫虚寒须祥审，其病初即有"下焦阴火"上冲咽喉的病因病机学说，具有独特之处。

郑氏喉科认为，乳蛾等咽喉病症的诊断要四诊合参，特别要注重病位的"形、色"痰涎的"清、浊"和舌苔"苍老娇嫩"，藉此分清寒热虚实；虚实难辨则舍症从脉，均具有独到的视点。

治疗方面，郑氏喉科发明与特色有六：①倡"喉症忌表散"学说；②发明"拦定风热""气血并治""辛凉而散，兼养阴以制之"治则；③发明"紫正散""地黄散"治疗乳蛾；④下法善用熟地黄、玄明粉；⑤喉科外用"吹药"须辨证施治；⑥乳蛾用刀需分病之新旧及证之虚实，虚证不用针刀；实证初起亦不宜轻用刀，肿势盛者，可浅刺使出血，以泻其势。

乳蛾是以发热、咽痛、喉核红肿胀大，表面有黄白色脓点，或喉核肥大、质硬、暗红等为主要表现的咽部疾病。

一、病因病机认识

病初非独"火"为患，六淫、虚寒须详审　郑枢扶创新性地提出，外感燥邪形成下焦阴火，冲犯上焦出现咽喉诸病；其本质是肾阴虚损，属虚实夹杂、本虚标实之证。认为病初即有"下焦阴火"上冲，但非独"火"为患，须详审六淫与虚寒。（《重楼玉钥续编·各证分辨》），具有独特之处。

二、病证诊断鉴别

乳蛾急骤发作者，喉核红肿，连及舌腭弓、咽腭弓，喉核上可有黄白色脓点，重者喉核表面腐脓成片。如郑枢扶曰：乳蛾"生咽喉之旁，状如蚕蛾，亦有形若枣栗者，红肿疼痛，不能吞咽。然形有双有单，双者轻，单者重"，指出了乳蛾的病位、症状、体征及单双蛾的病情轻重。

乳蛾迁延日久，称慢乳蛾，可见喉关暗红，喉核色暗红，上有白星点，挤压喉核，有白色腐物自喉核隐窝口溢出，吴谦《外科心法要诀·喉部》、郑枢扶《重楼玉钥续编·诸证补遗》所说的喉核"白星上下相连"即指此。

三、治法方药发挥

（一）郑氏喉科力倡"喉症忌表散"说

乳蛾初起多有发热，历代医家均以发表散风的方法治疗。郑氏喉科倡《沈氏尊生集》"喉症忌表散"说。郑梅涧《重楼玉钥·卷上·咽喉诸症禁忌》云："凡咽喉诸症，切不可发表。"其子郑枢扶解释说："六气之中，感发喉患，不独风寒与火，而暑、湿、燥亦然。唯暑、湿成咽痛者特稀，每感燥而发者多，盖因肾水不足故也。若临证不辨明，一见发热，便施表散，凡属风者，虽得其宜，或由寒者，则非辛温不可。其属火者，固宜清降，亦当辨其虚实与郁，唯实火宜清降，虚火则当壮水，郁火则宜升发，至湿与燥，又岂可表散耶！"（《重楼玉钥续编·咽喉虚实总辨》）

郑枢扶基于"阅历"和"验效"，进一步阐述"喉症忌表散"说：乳蛾等咽喉病症"初起似疟，怯寒发热者，乃喉患之本象也，并非外感风寒，切勿妄用羌、独活，秦艽、苏叶、桂枝等味，盖喉患本发于脏腑，非太阳膀胱表症也。若谓开首必须表散，以为层治次法，此依稀影响之医，从事俗见，究无根柢之学。殊不知火被升散而愈炽热，得辛温更致阳盛则闭，必轻则致重，重则致危，莫可挽救。且《沈氏尊生集》亦言'喉症最忌发表'"（《重楼玉钥续编·各证分辨》）。

（二）郑氏喉科发明"辛凉而散，兼养阴以制之"治则

郑氏喉科认为，乳蛾等咽喉病症初起，应"辛凉而散，兼养阴以制之"，无论实证还是虚证中的"下焦阴火"，及"感燥而发，本于水亏，不能制火"，只要是"病症初起"，即可用之。"辛凉而散，兼养阴以制之"的"制"，谓"抑制、限制"，即制约辛凉"散"之太过。

郑枢扶曰：乳蛾初起的实证，"无论初起恶寒发热与否，只须辛凉而散，兼养阴以制之，不必祛热而热自除，喉患亦渐松减。乃阅历已久，验效且多，故敢语此。"（《重楼玉钥续编·咽喉辨证·各症分辨》）

乳蛾属虚证的治疗，仍应坚持采用"辛凉而散，兼养阴以制之"的治则。如郑枢扶曰"初，发热不恶寒，咽间微痛，或红肿而色淡……痰涎清薄且少，皆属虚候、及下焦阴火、或由感燥而发；乃本于水亏，不能制火故也。……治以辛凉而散，兼采养阴法，自更获效

矣。"(《重楼玉钥续编·各证分辨》)

上述表述"自更获效矣"的"更",说明郑枢扶经过比较各种治法的疗效,"辛凉而散,兼采养阴"效果最好。"阅历已久,验效且多",说明郑枢扶经过长期的观察和大量的临床实践,方才提出"辛凉而散,兼养阴以制之"的学说。

郑氏喉科发明"辛凉而散,兼养阴以制之"的治则,治乳蛾初起的虚、实证,均具有原创性贡献。

(三)郑枢扶用喉痹饮、金丹、碧丹治连珠乳蛾

慢乳蛾是临床难治性疾病,特别是喉核常有白色脓点附着者,治疗更为棘手。郑氏喉科用内服"喉痹饮",外用吹药"碧丹""金丹"。郑枢扶曰:连珠乳蛾"其状如白星上下相连,故名,皆由酒色过度郁结而成,最重之候,内服喉痹饮,外先用碧五、金一,后用金二、碧三。"(《重楼玉钥续编·诸证补遗》)

喉痹饮

《重楼玉钥续编·附录·选方》

【组成】桔梗,僵蚕,玄参,贝母,牛蒡子,荆芥,薄荷,天花粉,甘草,前胡,忍冬,灯心

【功效主治】统治一切喉痹。

【注】考"喉痹饮"方源于清·景冬阳《嵩崖尊生·卷六》(1695年),其后,《杂病源流犀烛·卷二十四》亦用之。方名药物均同。

金丹(吹药上等)

《重楼玉钥续编·附录·选方》

【组成】枪硝(一钱或八分),生蒲黄(四分),牙皂(分半),白僵蚕(一钱),冰片(一分)

【功效主治】统治一切喉症,消痰利肿如神。

【用法用量】上为极细末。瓷瓶收固,勿令走气。

碧丹(次药)

《重楼玉钥续编·附录·选方》

【组成】百草霜(匙半),甘草灰(三匙),冰片(五厘),元丹(一厘),玉丹(三分),薄荷去筋(多少合宜)

【用法用量】上为细末。瓷瓶收固。

【注】春夏薄荷多,玉丹少,秋冬玉丹多薄荷少。欲出痰,加制牙皂少许。凡喉痹初起,金丹不宜多用,其性善走,功能达内,轻症则不能胜药矣。碧丹消痰清热,祛风解毒,开喉闭,出痰涎最效。不比金丹迅利。凡喉痛乳蛾等轻症,祇用碧丹,重症金碧合用。初起碧九金一,吹过五管后,碧七金三。症重方用金碧各半。痰涎上壅时,金六碧四。因病之重轻,定药之多寡,无得疏忽,最宜斟酌。无痰莫浪用,此皆仙方禁剂也。

（四）刀针治疗乳蛾有宜忌

1. 程国彭善用刀针治疗乳蛾　"乳蛾不针破，此皆非法。""以小刀点乳头出血，立瘥。吹以柳花散，再服甘桔汤。凡针乳蛾，宜针头尾，不可针中间，鲜血者易治，血黑而少者难治。凡用刀针，血不止者，用广三七为细末，吹刀口上即止。凡使刀针，不可伤蒂下，及舌下根，切记"（《医学心悟·卷六·外科症治方药》）。

2. 郑梅涧强调虚证禁忌刀针治疗　"凡咽喉诸症，切不可发表，虚症不宜破血"（《重楼玉钥·卷上·咽喉诸症禁忌》）。

3. 郑枢扶详述乳蛾用刀针的禁忌证和适应证标准　"针刀更不可妄用。其所用者，原因叉喉、锁喉闭塞而施，乃救急之法，并非诸喉症必需之具。……如双单蛾、重舌、木舌、呛食风可用刀，略破其皮，使出血以泻其势之肿盛者。若初起亦不宜轻用"（《重楼玉钥续编·各证分辨》）。他又指出："虽古人谓喉痹不刺血，喉风不倒痰，喉痛不放脓，乳蛾不针烙，皆非其治也，以及《内经》'血实宜决'之语，皆指症实而势肿盛者而施之也，并非教人一遇喉患，不分虚实，即动手以刀切之，是诚何心哉！"指出喉患虚证不用针刀；乳蛾实证初起亦不宜轻用刀，乳蛾肿势盛者，可浅刺使出血，以泻其势。

（五）郑氏喉科下法善用熟地黄、玄明粉、火麻仁

乳蛾的内治应注意通利大便，便通则胃热难炽，其病易愈。郑氏喉科注重辨喉患大便闭结的虚实，《重楼玉钥续编·各证分辨》云："喉患大小便闭结，最为重候，必须审明虚实。"郑枢扶认为乳蛾等咽喉病的实证便秘有三种："有因表散过剂伤及津液，以致大便艰者；有风热壅闭于上而不大便者；有值燥金之令，伤于燥而不便者"；治疗则"用玄明粉下之，导热毒下行，即釜底抽薪之法也。本科只用玄明粉而不用大黄者，因其性峻烈威猛，恐伤真气，惟玄明粉味辛微甘，能降心火，祛胃热，消痰涎，去胸膈脏腑宿滞，且消痛肿。"乳蛾虚症便结，用"润下法，或于养阴中加火麻仁及芝麻之类。经云：阴血下润则便通。又云：肾主二便，肾开窍于二阴，须知重用大熟地而便自解"（《重楼玉钥续编·各证分辨》）。

【注】地黄，为玄参科植物地黄的根茎，《神农本草经》称"地髓"，甘苦，凉。生地制成熟地后，药性由寒变微温，其功能也发生变化，成为补血药。《名医别录》云其"利大小肠。"郑枢扶、郑既均在长期的医疗实践中，对熟地的药性和功用具有全面、深刻的认识和理解，通晓熟地的配伍应用（郑既均还著有《熟地黄论》）。其用熟地润下治疗虚证便结，只用玄明粉导热毒下行，釜底抽薪治实证便结，具有独特的医疗风格。

四、临床证治经验举例

（一）郑氏喉科用紫正地黄散加减治疗乳蛾风热犯咽证

1. 证候表现　多见咽痛，吞咽痛增，吞咽不利。检查见喉核红肿增大，或有下颌角臀核肿痛。伴发热恶风、头痛、鼻塞。舌稍红，苔薄白或微黄，脉浮数。

2. 治法治则　疏风清热，解毒利咽。

3. **遣方用药**　郑氏喉科用紫正地黄散加减，以拦定风热、气血并治。

【组成】紫荆皮、北防风、生地黄、京赤芍、苏薄荷、牡丹皮、牙桔梗、生甘草、净茜草

（二）郑景岐清热化毒治乳蛾肺胃热盛证

1. **证候表现**　常见喉关及喉核高肿，上起白膜，大如蚕豆，疼痛不能吞纳，语言不清，寒热不解，耳下颈部疼痛，颈部漫肿颇甚，大便三日未行，脉弦数，舌苔淡黄，病属单蛾风热痰浊互结，肺胃热盛。

2. **治法治则**　从肺胃清热化毒治之。

3. **遣方用药**　吹药圣功丹（《重楼玉钥》）。

【组成】连翘(10g)，丹皮(6g)，焦山栀(5g)，生石膏(12g)，板蓝根(10g)，银花(10g)，赤芍(5g)，薄荷后下(5g)，马勃(5g)，瓜蒌仁(12g)，象贝母(12g)，紫荆皮(10g)，炒大力子(10g)，夏枯草(10g)，火麻仁杵(12g)

肺与大肠相表里，腑气不通，病已涉入胃腑。郑景岐治风热乳蛾注重肺胃之热的消解和通泄，注重解毒、利咽、消肿、凉血、活血对表热的治疗，舍弃"发表不远热"的原则，弃用辛温发表之荆芥、防风，而取"辛凉而散"的薄荷、银花、连翘之辛凉，为治疗之第一个特点。第二，方药中注重凉血活血，如丹皮、赤芍、山栀、紫荆皮之属。第三，下法不用竣猛之将军大黄、芒硝，而用润下之火麻仁、瓜蒌仁，且中病即止，及时停用，恐伤津耗液，体现了温热病刻刻顾护津液，存得一分阴液，便得一分生机的治疗学思想。

（三）郑氏喉科治疗阴虚邪滞咽喉证

1. **证候表现**　多见咽部不适，微痒微痛，灼热干燥，午后症状加重。检查见喉核暗红肿大，质稍硬。伴咳嗽少痰、午后低热、手足心热、神疲、口干舌燥、小便黄、舌红少津，脉细数。

2. **治法治则**　养阴生津，清利咽喉。

3. **遣方用药**　郑氏喉科用养阴清肺汤加减。

【方解】方中生地、麦冬、白芍、玄参、丹皮养阴清热，润肺生津，濡养咽喉；贝母、薄荷、甘草清热祛邪，化痰利咽。

（四）郑渭占辛凉化毒、清热利喉治乳蛾经验

1. **证候表现**　证见"两喉核红肿，状若蚕蛾，右喉尤甚，肿及龈腭，疼痛口噤、发热"。此风热湿毒相搏，引动心脾肺热。

2. **治法治则**　辛凉化毒、清热利喉。

3. **遣方用药**

【组成】桔梗、赤芍、丹皮、黑山栀子(各4.5g)，炒牛蒡子、全栝蒌、玄参、紫荆皮、大贝母、夏枯草、生石膏(各9g)，薄荷(3.6g)，鲜生地(12g)

双蛾伴有发热，因由"风、热、痰、火"，来势迅猛。郑渭占治用《重楼玉钥》紫正地黄散加减。方以紫荆皮活血散瘀、消肿解毒为君；薄荷、牛蒡子、连翘疏散风热为臣；生石膏能泻肺胃之实火；桔梗善治风热痰重，更助以山栀、赤芍、丹皮清热凉血；生地、

玄参养阴生津；夏枯草、象贝化痰散结。是案方药用紫正地黄散，荆芥已弃用。

思考题

1. 郑氏喉科治疗乳蛾有何特色？
2. 试述下法治疗乳蛾所用熟地黄、玄明粉、火麻仁的机制。

参考答案

第四节　喉　痈

☞ 导读

新安医家在继承火毒可导致喉痈的基础上，指出喉痈非独热毒为患，天行时气、体瘦气虚、七情内郁、肾气肾阴亏虚和膏梁厚味等亦可引起喉痈。

郑氏喉科首次发明“痰涎的质地稠薄、色泽清浊、数量多寡与喉痈虚实相关”的诊断方法；在治喉痈“内消为贵”，慎用刀针理论的基础上，创“破皮刀针”学说。程国彭创用“探吐”“虀汁搅痰”等吐法治疗喉痈。郑梅涧、郑枢扶、吴谦等还创制并倡用系列内外治疗方药。

喉痈是指以咽喉肿塞、剧痛、吞咽困难，甚者呼吸困难为主要特征的咽部疾病。

一、病因病机认识

新安医家在继承火毒可导致喉痈的基础上，指出喉痈非独热毒为患，天行时气、体瘦气虚、七情内郁、肾气肾阴亏虚和膏梁厚味等亦可引起喉痈。

二、病证诊断鉴别

（一）痰涎的质、色、量与喉痈虚实相关

新安郑氏喉科从大量的临床实践中观察到，喉痈等咽喉急重病症的痰涎和病证虚实相关；痰涎形质的“稠或薄”，色泽的“清或浊”，量的“多或寡”所提示的病证信息不同。

郑枢扶说“在他症虚实或难辨，而喉症最最易明，可一望而虚实立判，盖有形可据，有色可参，有舌胎可辨。且痰涎有清浊之分，必须临证者，潜心参究，乃得其窍。至于机巧权变，虽存乎其人，亦要从方脉中理会得来，庶无贻误耳。”（《重楼玉钥续编·咽喉辨证·咽喉虚实总辨》）郑枢扶进一步指出，咽喉危急重症“不得以痰涎多寡论虚实。有虚候而涎多者，亦有实症而涎多者，有实症涎少者，亦有虚候涎少者，但看涎之稠浊与清薄之别。凡临症于吹药时，可审其虚实。如果实症，其涎流出必稠浊而长不断，其气秽。若属虚症，其涎吐出清薄而短。又有吹药后而无涎者，此津液为火所灼。更有感燥气而致喉患者，痰涎愈少，而治法尤须养阴为要。若执定风热闭塞，妄用升散解毒，则大谬矣。”（《重楼玉钥续编·咽喉辨证·各证分辨》）郑氏喉科关于痰涎质地、色泽、数量与咽喉病证虚实关系的发明，可藉此帮助辨证，指导治疗。

（二）以阴毒、阳毒、半阴半阳三法为辨证纲领

程国彭认为痈疽辨证要以阴毒、阳毒、半阴半阳三法为纲，据此选用不同的寒温药物（《外科十法·总论服药法八》）。

1.阳毒证 临床可见疮势红肿，疮顶尖耸，根脚不散，饮食如常，口渴便结，五心烦热，脉洪数等证。当初起时挟有风寒，证见憎寒壮热，有似伤寒，痛偏一处，饮食如常，此因气血乖违，逆于肉里所致。及至内热极，则见肿痛势盛，大便闭结等证。

2.阴毒证 疮势灰白，平塌顽麻，少痛，根脚走散，食少便溏，手足厥冷，口鼻气冷，脉沉迟。此证或因元气虚寒，或因气虚下陷，或因气血两虚。

3.半阴半阳证 为虚而挟热。临床可见疮肿虽红，不甚尖耸，饮食差减，大便不结，寒热往来，微渴喜热，脉虚软，其病势虽盛，但元气渐虚。

辨证分阴毒、阳毒、半阴半阳的三法为纲，对喉痈辨证用药均有一定得参考价值。

三、治法方药发挥

（一）新安医家用温凉补汗攻，内消为贵

1.郑氏喉科治喉痈 强调"内消为贵"（《重楼玉钥·重腭风》），常用角药（辛乌散）调噙，摩风膏外敷，吹赤麟散、冰硼散、回生丹，服紫雪散、黄连解毒汤、紫地汤加开关散等诸多方法。

2.吴谦治喉痈 详辨表里阴阳虚实寒热，确立温、凉、补、汗、攻的治疗大法，"临证色脉须详察，取法温凉补汗攻。善治伤寒杂证易，能疗痈疽肿毒精"（吴谦《医宗金鉴·外科心法要诀·痈疽》）。

（二）郑氏喉科慎用刀针，创"破皮刀针"学说

程国彭说："谚云：走马看喉痹是也。凡喉肿不刺血，喉风不吐痰，喉痈不放脓，乳蛾不针破，此皆非法"（《医学心悟·卷六·外科症治方药》）。故喉痈放脓为重要的治疗方法。但郑枢扶认为要分三种情况：①喉痈仅红肿而脓未成时，"针刀更不可妄用……至于用刀之处，亦因不得已而施及焉，尤宜慎用为要"《重楼玉钥续编·各证分辨》）；②肿势重时，"宜靠肿处将刀轻轻刺破，切不可深"（《重楼玉钥·双燕口风》）；③已成脓时，方"取肿头"处切开，如郑枢扶指出："二寸至五寸为痈。其候使人寒战，咳吐稠浊。善用针者，审其可刺，宜速破之"（《重楼玉钥续编·诸证补遗》）。程国彭亦曰："悬痈生于上腭，形如紫李，宜针破痈头"（《医学心悟·悬痈》）。

郑氏喉科善用破皮针刀治疗咽喉重症，《重楼玉钥》下卷有"破皮针"学说。"破皮针刀"，是用针刀刺破皮肤以治疗喉症的针法。其学说的精要包括破皮针具、针刺适应证、针刺部位、操作方法四个方面的内容。

（三）选方遣药不宜滥施"表散、清降"

新安郑氏喉科强调根据喉痈的形色、痰涎清浊、舌苔辨明虚实，选方遣药不宜滥施表散清降。郑枢扶说："若临证不辨明，一见发热，便施表散，凡属风者，虽得其宜，或

由寒者，则非辛温不可。其属火者，固宜清降，亦当辨其虚实与郁，唯实火宜清降，虚火则当壮水，郁火则宜升发，至湿与燥，又岂可表散耶！在他症虚实或难辨，而喉症最最易明，可一望而虚实立判，盖有形可据，有色可参，有舌胎可辨。且痰涎有清浊之分，必须临证者，潜心参究，乃得其窍。至于机巧权变，虽存乎其人，亦要从方脉中理会得来，庶无贻误耳"（《重楼玉钥续编·咽喉虚实总辨》）。

（四）程国彭"吐法"治喉痈

吐法是中医治疗八法之一。程国彭指出"吐法"可用于治疗"风痰郁火壅塞"的缠喉、锁喉诸急症。"吐者，治上焦也。胸次之间，咽喉之地，或有痰食、痈脓，法当吐之。经曰：其高者，因而越之是已。……即如缠喉、锁喉诸症，皆风痰郁火壅塞其间，不急吐之则胀闭难忍矣。……宜用吐法导祛其痰，诸症如失。"（《医学心悟·医门八法·论吐法》。治疗喉痈吐法包括"探吐""韭汁搅痰"等。

"吐法"有多种。吐法之一"探吐"，即通过刺激咽喉引起呕吐的方法，用于痰涎阻塞咽喉急症。程国彭《医学心悟·外科症治方药·缠喉风》云："缠喉风症，咽喉肿痛，胀塞，红丝缠绕，故名缠喉风。甚则肿达于外，颈如蛇缠，探吐悉如前法。"用韭汁"搅痰"亦是常用吐法。程国彭倡以此治喉痈，"腮痈生腮下，绕喉壅肿，先用韭汁，调玄明粉，搅去其痰，再看其紫黑处，针去瘀血，其吹服如前法。"（《医学心悟·卷六·外科症治方药·悬痈》）韭是古代一种味道很酸的腌菜，韭汁具有涌吐的功效。相传华佗善用蒜韭涌吐治虫，《三国演义中》记载了华佗用韭汁涌吐治虫的故事："一日，佗行于道上，闻一人呻吟之声。佗曰：此饮食不下之病。问之果然。佗令取蒜韭汁三升饮之，吐蛇一条，长二三尺，饮食即下。广陵太守陈登，心中烦懑，面赤，不能饮食，求佗医治。佗以药饮之，吐虫三升，皆赤头，首尾动摇。"史书《后汉书·华佗传》载华佗家里"顾视壁北，悬蛇（虫）以十数"可佐证华佗治虫经验相当丰富。

（五）程国彭厘定治痈选方遣药准则

程氏灵活运用多种方法治痈，或服药或用膏，或用艾火或用刀针，莫不由证而参酌用之，多能取得神效。他指出："凡痈疽服药，宜照顾脾胃为主。不得已而用清凉，但期中病，切勿过剂。大法初起时，设有挟风寒者，宜先用芎芷香苏散一剂以散之。散后而肿未消，随用银花、甘草以和解之。若肿势掀痛，大便闭结，内热极盛者，则用卫生汤，加大黄以疏利之。若病势虽盛，而元气渐虚者，则清药中，须兼托补之剂，透脓散主之。若脓水已溃，必须托补元气为主，参芪内托散主之。如或元气虚寒，则补托药中，须用辛热以佐之。脾虚者，理中汤、参苓白术散。气虚下陷者，补中益气汤。胃经受寒，饮食停滞者，藿香正气散。气血两虚者，十全大补汤，加附子、鹿茸辈。间亦有虚而挟热者，即于前方中，去附子、姜、桂，加麦冬、银花、丹皮等药以收功。"（《医学心悟·外科十法·总论服药法》）程国彭对外科疾病治验丰富，其辨治心法切实可行，方药简便易得，具有重要的临床实用价值。

四、临床证治经验举例

（一）郑氏喉科论治喉痈

喉痈"生在帝中两边，靠于上腭，左右俱有，皆红肿不能吞咽，甚至肿出舌上来，连舌亦痛。用刀之法，宜靠肿处将刀轻轻刺破，切不可深。若上腭中间及燕口形上，切勿将刀误用，先以角药取痰，次开风路针，吹回生丹，服紫地汤。

枢扶氏曰：此症初起只须吹赤麟散，胜用角药、针刀多多矣，内仍服紫地汤，加开关散。火甚，量加石膏，此余屡经收效者也"（《重楼玉钥·卷上·双燕口风》）。

双燕口风（喉关痈），类似于西医急性咽峡炎、扁桃体周围炎或扁桃体周围脓肿。郑梅涧治疗双燕口风，针药并用，内外兼施，层次调治，体现其对疾病的深刻理解及丰富的治疗经验积累。其子郑枢扶在郑梅涧治验的基础上，进一步丰富了双燕口风的治疗。

（二）郑景岐治喉痈脓未成经验

1.证候表现　喉痈脓未成，多见喉关高肿。左侧尤甚，应及上腭，痛连耳窍，痰多涎绵，咯吐不利，曾有寒热，大便不行，病起四日，风热与痰互阻，络失宣舒，来热涌急而呈喉痈，脓尚未成。

2.治法治则　疏风消肿祛痰，以防窒痹。

3.遣方用药　组成如下，并于咽部高肿处刺血，另吹药回生丹合皂角吹之。药后肿退瘀消而痊（《郑景岐医案》）。

【组成】山豆根（10g），射干（5g），旋复花包（12g），皂角（1.2g），杏仁泥（10g），紫荆皮（10g），薄荷后下（5g），马勃（5g），象贝母（10g），火麻仁（10g），炒大力子（10g），炒僵蚕（5g）

患者正气低下，故热势不高。郑景岐治疗用内服、外吹、刺血三管齐下。内治药中，又注重化痰、通腑泄热，杏仁泥一药两用，既化上焦之痰，又通下而泄热。刺血即破皮针法，可使热毒外泄，局部瘀滞之血得以畅行而肿势消减。

（三）五味消毒饮治外邪侵袭，热毒搏结证

1.证候表现　常见咽喉焮赤疼痛，患侧肿胀，吞咽不利，全身有发热，恶寒，头痛，神疲乏力，周身不适，舌质红，苔薄白或薄黄，脉浮数。检查可见咽喉红肿，患处尤甚，周围肿势弥漫色红，触之稍硬。

2.治法治则　疏风清热，消肿利咽。

3.遣方用药　临床常用新安医家所创五味消毒饮加减。本方以清热解毒见长，为治疗痈疽疔毒的有效方剂。

（四）汪机"托里消毒散"治气阴耗损，余邪未清证

1.证候表现　常见咽喉微痛、口渴、自汗、头晕、咽喉微红，脓肿溃破口未完全愈合，脉虚缓无力，苔薄少津。检查可见患处红肿突起已平复，黏膜色红欠润，或溃口未愈合。

2.治法治则　益气养阴，清解余毒。

3.遣方用药 汪机用托里消毒散加减。《外科理例·附方·托里消毒散》载本方"治疽已攻发不消者，服此未成即消，已成即溃，腐肉易去，新肉易生。"

【方解】方中以党参、茯苓、白术、炙甘草、黄芪、白芍、川芎、当归以补益气血；以金银花清洁热余毒；桔梗、白芷、皂角刺排脓。合用有补益气血、脱毒排脓之功。若疮口暗淡、溢脓不断、脓液清稀可加薏苡仁、白扁豆、车前子、地肤子以健脾渗湿；若脓稠排出不畅加蒲公英、桔梗、野菊花以解毒排脓，清除余毒。

思考题

1.程国彭、汪机、郑氏喉科分别如何治喉痈？
2.如何从痰涎的质、色、量辨别喉痈虚实？

参考答案

第五节　喉　喑

导读

新安医家将喉喑的病因病机总括为"三因致喑"，运用闻"五声失正"诊"五脏病损"，望"色"观凶吉；闻"声"诊寒热虚实、判生死。

喉喑的治疗，不可盲目使用利喉开音药，而要辨证审因，治病求本，见喑不开音，其声自畅。王仲奇治"重伤阴液"喉喑，"滋阴养液"以治其本。汪石山治喉喑"土极似木"证，用"假者反之""舍时从症"治则，谓"参、芪非附子无速效"。叶天士治喉喑，虚证补足三阴，实证淡渗轻扬；注重审证求因，对"用药过辛、正气散失"的喉喑，用药当"病随五味所宜"。洪桂从"肺为声音之门，肾为声音之根"说，用"金水相生，佐以和养脾胃"治疗喉喑。郑渭占治外感喉喑，清肃肺络时，坚持"养阴生津"，倡用鲜药。

喉喑是以声音嘶哑为主要特征的喉病，临床上常伴有喉痒痰黏、干涩微痛、清嗓干咳等症状。

一、病因病机认识

新安医家将喉喑的病因病机总括为"三因致喑"，外因多致金实不鸣，属实证；内因多致金破不鸣，属虚证或虚实夹杂证；首次指出"争竞、大声号叫、因歌伤喉"为本病的"不内外因"。"三因致喑"理论为预防喉喑提供依据，是喉喑病因学的创新。

二、病证诊断鉴别

闻"声"可诊疾病寒热、虚实、生死。吴谦《医宗金鉴·卷三·四诊心法要诀》指出，"好言者热，懒言者寒；言壮为实，言轻为虚；言微难复，夺气可知……此以声音诊病寒热、虚实、生死之法也。"

三、治法方药发挥

新安医家治疗喉喑，注重治病求本，见喑不开音，其治则和选方遣药均具有特色。

（一）"舍时从症"治"土极似木"喉喑，参芪非附子无速效

汪石山灵活运用三因制宜原则，"舍时从症"治"土极似木"喉喑。

"因时制宜"学说，是中医治疗学的重要原则。《素问·五常政大论》曰："必先岁气，无伐天和。"指出在岁气当值，不可用与其气相类之药。如冬季寒水当值，治疗时慎用苦寒之药；夏季暑火当值，则须慎用大辛大热之药。《灵枢·顺气一日分为四时》说："顺天之时，而病可与期，"指出了临床用药要顺应天时的原则。新安医家在临床治疗时，既严格遵从"因时制宜"的原则，又根据患者的具体症状灵活变通。

汪石山治案：患者时值七月酷暑就诊，症见"色白神怯，发热连日，内外俱劳，循至热炽、咽哑不言、头痛、吐泻、食少、眼合，昏昧不省人事，粥饮有碍，手常揾住阴囊。"此皆脾胃之病，症似风木，乃"土极似木"的虚象，治当"假者反之"，急补脾胃之土，药用参、芪、术；汪石山强调指出："参芪非附子无速效！"故用人参、黄芪急补脾胃之土，欲求速效，非附子莫当，"舍时从症"，于七月酷暑仍用附子。汪石山对喉喑"土极似木"的准确辨证，"假者反之""舍时从症"的治则，"参、芪非附子无速效"的用药经验，均具有独到之处。

（二）"用药过辛、正气散失"喉喑治当"病随五味所宜"

《素问·五常政大论》说："大毒治病，十去其六"，"谷肉果菜，食养尽之，无使过之，伤其正也"，谓用药须中病即止，若用药或饮食过之，易伤正气，均可变生它病。如庸工治病，投药过辛，五味失正，则致生喉喑。叶天士遵从《素问·脏气法时论》"病随五味所宜"的理论，对于冬温的外感咳嗽，因用药过于辛散，肺金受损的发音不扬，治疗"主以甘缓"。（《清代名医医案精华·叶天士医案》）。

中医认为，辛、甘、酸、苦、咸"五味"各有所入，《素问·宣明五气篇》谓"酸入肝，辛入肺，苦入心，咸入肾，甘入脾。"从治疗的角度分析，"五味"又有不同的功效，《素问·脏气法时论》指出："辛、酸、甘、苦、咸，各有所别，或散，或收，或缓，或急，或坚，或软"，即辛辣或辛凉有发散、行气、行血等作用；甘有滋补和中缓急作用；酸具有收敛固涩作用；苦具有泻火、燥湿、宣泄等作用；咸具有软坚散结及润下通便作用。"五味"有过则失正，随五味所入则见有不同的病变，肺欲辛，过辛则正气散失，音不能扬。治疗又当采用"病随五味所宜"，按"五味"的功效进行救偏补弊，"调其气使其平也"（《素问·至真要大论》）。

叶天士治喉喑在审证求因、治则和选药方面均有独到的特色。

（三）见喑不开音，治病求本，其声自喨

新安医家认识到喉喑的治疗不可盲目使用利喉开音的中药，而要辨证审因，治病求本，见喑不开音，其声自喨。如徐春甫治"病患久嗽声哑，乃是元气不足，肺气不滋，宜

补气养金润燥，其声自晓；若虚劳之人，则宜滋肾水润肺金为本，诃子、百药煎收敛以治其标，标本兼治，此十全也"(《古今医统大全·卷之四十六·声音门》)。又如，王仲奇治"重伤阴液"喉喑，"滋阴养液"以治其本，全方无一开音之品(《新安医学丛书·王仲奇医案》)再如叶天士用补足三阴法、淡渗轻扬法、养阴法等治疗喉喑(《清代名医医案精华·叶天士医案》)。他如洪桂用"金水相生，佐以和养脾胃"(《新安医学丛书·医案医话(三)·洪桂医案》)治疗喉喑。以上著名新安医家治疗喉喑，均具有辨证审因，见喑不开音，治病求本的特色。

又有"争竞、大声号叫""因歌伤喉"的喉喑，徐春甫说："养息自愈"(《古今医统大全·卷之四十六·声音门》)，吴谦谓："不治亦可痊。"

四、临床证治经验举例

(一)王仲奇治阴精不足咯血、复感风温喉喑经验

1.证候表现 会厌为声音之门户，乃咽喉、口、鼻之机关，屡经咯血，阴精不足以上举，更加风温咳呛，重伤阴液，喉络坼裂，会厌萎缩，咽饮呛逆难下，痰涕俱从鼻出，声嘶不清，行动息促。

2.遣方用药 药用霍石斛、野料豆、甘草、射干、青果、金果榄、海蛤粉、青黛、箬叶炭(后三味蜜丸)(《新安医学丛书·王仲奇医案》)。

王仲奇经验有三个特点。①病机和症状为宿有咯血，阴精受损；复感风温，重伤阴液，咳呛声嘶。②治疗重在滋阴养液以治其本；全方无一开音之品。育阴清燥，善用野料豆。野料豆甘凉，补益肝肾，《本草汇言》谓其"解内热消渴，止阴虚盗汗"；《本草纲目拾遗》云其"壮筋骨，止盗汗，补肾活血，明目益精"。③蜜丸治咯血痰嗽。"海蛤粉、青黛、箬叶炭"治疗咯血，用蜜丸以利长期服用。海蛤粉、青黛为黛蛤散，系治疗痰嗽的要药。箬叶，俗称竹箬、箬皮，即箬竹的叶子，甘、寒、无毒。《本草纲目》云其"治男女吐血，衄血，呕血，咯血，下血……又通小便，利肺气，喉痹，消痈肿"。

(二)郑渭占清肃肺络、养阴生津治外感"声重音嘎"经验

1.证候表现 喉关内肿闭痹，言语声重音嘎，咳嗽。乃肺经失于清肃，发音器肿。

2.治法治则 清肃肺络。

3.遣方用药 苦光杏、茯苓、玄参、生地、鲜枇杷叶、瓜蒌皮(各9g)，川贝母去心(3.6g)，连翘、丹皮(各4.5g)，干芦根(12g)，天花粉(6g)

"言语声重音嘎"，发音不扬，多为声带红肿肥厚，咳嗽诱发或加重之。"肺失清肃，发音器肿"系外感所致，郑谓占从"咽需液养、喉需津濡"的生理特征，治疗法则"以清肃肺络"，仍注重养阴生津，选用生地、玄参、芦根、天花粉，并使用鲜药枇杷叶，具有鲜明的新安郑氏喉科用药特色。

(三)孙一奎标本兼治喉喑经验

孙一奎治"原有痰火""又冒风寒"的咳嗽、喉疼、声哑，用"润肺清热、化痰调气

以祛其本，兼散邪解表以治其标。庶乎喉痛可除，声音可开亮矣。先与瓜蒌仁、橘红、桔梗、薄荷、贝母、桑白皮、地骨皮、葛根、前胡、甘草，四帖后复以滚痰丸，同七制化痰丸，两帖夜服，诸症除而声且亮矣。此釜底抽薪法也"（《孙文垣医案·卷五·宜兴治验》）。

（四）王仲奇用强肾舒络通音法治肺肾阴虚证

1.证候表现　常见声音嘶哑日久，喉咙干涩微痛，喉痒干咳，痰少而黏，时时清嗓，症状以下午明显。可兼有唇赤，头晕耳鸣，虚烦少寐，腰膝酸软，手足心热等症，舌红少津，脉细数。检查见喉黏膜及室带、声带微红肿，声带边缘肥厚，或喉黏膜及声带干燥、变薄，声门闭合不全。

2.治法治则　滋阴降火，润喉开音。

3.遣方用药　王仲奇用强肾舒络通音法治疗喉喑（《王仲奇医案》）。

【组成】海蛤粉(包)、金钗斛、百药煎、诃子皮、潼沙苑、淮山药、丝瓜络、茯苓、紫菀、生苡仁、川杜仲、射干、甘草(水炙)

（五）徐春甫滋肾水润肺金治喉喑的经验

徐春甫治"虚劳之人，则宜滋肾水润肺金为本，诃子、百药煎收敛，以治其标，标本兼治，此十全也。"（《古今医统大全·卷之四十六·声音门》）

（六）洪桂"金水相生，佐以和养脾胃"治喉喑的经验

"肺为声音之门，肾为声音之根"，洪桂治慢喉喑用金水相生法，佐以和养脾胃："抑郁劳心之体。去冬风寒袭肺，发为咳嗽，吐痰稠黏，久则内伤元气，咽痛音低。食少脱肉，脉象虚细近数。姑拟议金水相生，佐以和养脾胃之品，再看消息如何（《新安医学丛书·医案医话(三)·洪桂医案》）。

【遣方】北条参(四钱)，白百合(三钱)，东洋参(一钱)，北杏仁(二钱)，肥玉竹(三钱)，云茯苓(三钱)，川郁金(一钱半)，生谷芽(四钱)，燕窝(三钱)，胡桃肉(捣冲)(一个)、象贝、陈皮(一钱)

思考题

1. 试述"见喑不开音，其声自唉"治喉喑的理论基础。
2. 何谓"五味失正"致病和"病随五味所宜"治则？

参考答案

第六节　梅核气

👉导读

新安医家在"七情九气致病说""痰气相因说"基础上，认识到梅核气和"寒冷""风热""湿热"等外邪与"痰气互结"有关，丰富了梅核气的病因病机学说。

治疗方面，新安医家创制新方4首。郑氏喉科创制射干汤治疗肺胃壅滞，风热客搏，结于咽喉梅核气；创制加味二陈汤治湿痰为患梅核气；荐用杵糠丸方治疗肺胃壅滞梅核

气。徐春甫创天门冬丸治湿热痰气郁结梅核气。程国彭创加味香苏散加桔梗、苏梗治梅核气。程国彭还荐用甘桔汤加苏梗、橘红、香附、金沸草治疗梅核气。吴谦倡用半夏厚朴汤治疗内伤七情，外伤寒冷所致梅核气。

梅核气是多因情志不遂，肝气郁滞，痰气互结，停聚于咽喉所致；以咽中似有梅核阻塞，咯之不出、咽之不下为主要表现的病证。

一、病因病机认识

新安医家认为本病多为七情郁结、气机不利，并进一步认识到梅核气还和"寒""热""湿""痰"有关。大致可分为七情九气致病和外邪与痰气互结两端。大大丰富了梅核气的病因病机学说，并为梅核气的准确治疗提供了理论依据。

二、病证诊断鉴别

本病以咽部异物阻塞感为主要症状，检查咽部所见正常。新安医家注重"七情九气""外伤寒冷""肺胃壅滞风热"和"湿热内郁"等疾病诱发因素。吴谦指出："七情过节，七气病生，郁结生痰，如絮如膜，凝结喉间，咯之不尽，咽之不下"。徐春甫云："痰涎状如破絮，或如梅核，咯之不出，咽之不下。"（《古今医统大全·卷之四十三·痰饮门》）

三、治法方药发挥

（一）郑氏喉科创射干汤、加味二陈汤，荐用杵糠丸方治梅核气

1.郑氏喉科创制"射干汤"治风热壅滞肺胃，或七情所致痰气搏结，咽喉异物感 喉中如有物妨闷，此肺胃壅滞风热，客搏结于咽喉使然。忧愁思虑，气逆痰结，亦皆能生此疾，射干汤主之。

射干汤

《重楼玉钥续编·选方》

【组成】射干、升麻、紫菀、百合（各五钱），赤苓、桔梗（各三钱），木通（一两）

【用法用量】每服三钱，食后温服。如欲通利，加朴硝一钱，治喉中如有物妨闷，善太息，口苦。

2.郑枢扶创用"加味二陈汤""治湿痰为患"梅核气 痰气滞塞于咽喉之间，咯不出，咽不下，状如梅核，此因湿热内郁，痰气凝结，治法宜开郁顺气消痰，加味二陈主之。

加味二陈汤

《重楼玉钥·卷上·症治汤头备录》

【组成】陈半夏（三钱）九制者佳，广陈皮（三钱）去净白，白茯苓（二钱），生甘草（一钱）

【用法用量】上加白芥子二钱，炒、研。引用生姜三片。水煎服。

【按】二陈汤见于宋代《太平惠民和剂局方》，方中半夏燥湿化痰、和胃止呕，痰气相因，陈皮理气化痰，以合"治痰先治气，气顺痰自下"之法，茯苓健脾渗湿，甘草和中补脾，使脾健而湿化痰消。加味的白芥子是"痰""气"兼治的峻药，《本草纲目》云其"利气豁痰"。

3.郑氏喉科用"杵糠丸方"治疗"肺胃壅滞，咽喉梗阻感"梅核气 喉中如有炙脔，食噎即塞，用杵头糠二合，研极细，蜜丸，弹子大，每空心噙化一丸，愈为度。"空心"为徽州方言，意为空腹。杵头糠即米皮糠，性平，味甘，具有通肠开胃、下气消积的功效。

《圣济总录》中即有用杵头糠治疗梅核气的记载：

"治咽喉中如有炙脔，食即噎塞。杵糠丸方：碓杵头细糠（二合），上一味，捣罗为末，炼蜜和丸，如弹丸大，空腹含化一丸，微微咽津。治肺胃壅滞，咽喉中如有物妨闷""治咽喉如有物噎塞，饮食不下。石莲汤方：石莲子（炒取肉）、人参、杵头糠（各一分），上三味，粗捣筛，每服三钱匕，水一盏，煎至六分，去滓温服食后，日三。治咽喉中如有炙脔，食即噎塞。"

可见，杵头糠是治疗梅核气的主要药物。

（二）徐春甫创天门冬丸治梅核气

对伴有肺脏阴虚、燥邪外袭的梅核气，徐春甫创有天门冬丸治疗。

天门冬丸
《古今医统大全·卷之四十四·咳嗽门》

【组成】天门冬焙、紫菀、百合、杏仁去皮尖炒、麦门冬焙、贝母、人参、半夏、桔梗

【功效主治】肺经内外合邪，咳嗽，语声不出，咽喉妨碍，状如梅核。

【按】方中君药天门冬味甘苦，性寒，入肺、肾经，《本草纲目》谓其"润燥滋阴，清金降火"，故具有滋阴润燥、清肺降火的功效。

四、临床证治经验举例

（一）程国彭创加味香苏散治肝郁气滞梅核气

1.证候表现 常见咽喉异物感，或如梅核，或如肿物，吞之不下，吐之不出，但不碍饮食。患者常见抑郁多疑，胸胁脘腹胀满，心烦郁怒，善太息，脉弦。

2.治法治则 疏肝理气，散结解郁。

3.遣方用药 程国彭用加味香苏散加桔梗、苏梗治疗梅核气《医学心悟·卷二·太阳经证》。

【组成】紫苏叶（一钱五分），陈皮、香附（各一钱二分），甘草（炙，七分），荆芥、秦艽、防风、蔓荆子（各一钱），川芎（五分），生姜（三片）

【加减】梅核气症，喉中如有物，吞不入，吐不出者，加桔梗、苏梗各八分。

大凡一切用药，必须相天时，审地利，观风气，看体质，辨经络，问旧疾，的确对证方为良剂。

（二）新安医家用针灸治疗经验

1.郑氏喉科取阳陵泉、太陵治疗梅核气　胆病喉仲介介然，取阳陵泉。心咳之状，喉仲介介如梗状，取心之俞，亦此类也。心之俞即太陵穴（《重楼玉钥续编·诸证补遗》）。

2.吴谦用阴跷照海穴治疗梅核气　照海是八脉交会穴，通阴跷脉。膈中不快梅核气，格主照海针有灵。膈中之气，快快不快，如梅核气格塞咽喉之间，咯之不出，咽之不下等疾，急刺照海穴，则诸证自散（《医宗金鉴·外科卷下·刺灸心法要诀》）。

思考题

1. 试述郑氏喉科用杵糠丸方治疗梅核气的适应证。
2. 试述新安医家治梅核气创方加味二陈汤、天门冬丸和加味香苏散的适应证。

参考答案

第七节　白　喉

👉 导读

白喉是烈性传染病之一，郑氏喉科首次提出白喉病名"白腐""白缠喉"，并首次提出"咽白喉""喉白喉""气管白喉"不同的临床表现及其与疾病轻重的关系。指出白喉"邪伏少阴，盗其母气"病因病机和疫病初起即有"虚证"两个论点。创养阴清肺兼辛凉而散的治疗法则，发明白喉专方养阴清肺汤。还创有白喉证治系列方药，如"养阴清燥汤""两富汤""两仪膏""甘露饮"等内服方药及白喉"吹药方""圣功丹""神功丹"等外用方药。郑氏喉科防治白喉的方法与经验，是近代中医学术史上的一个重大创新，为人类征服传染病提供了宝贵的经验。

本病名首见于郑梅涧《重楼玉钥》，称白腐、白缠喉。白喉是以发热，咽痛，咽、喉、鼻、气管等处出现白色假膜不易剥脱为主要表现的疫病类疾病。属时行疫症之一。

一、病因病机认识

新安郑氏喉科基于大量的临床实践，认识到白喉的病因病机和普通喉症不同。郑梅涧说："今喉间之白……非喉本症风热结于血分可比""缘此症发于肺肾，凡本质不足者，或遇燥气流行，或多食辛热之物，感触而发""此症属少阴一经，热邪伏其间，盗其肺金之母气"（《重楼玉钥·卷上·梅涧医语》）。指出了白喉"邪伏少阴，盗其母气"的病因病机。

二、病证诊断鉴别

郑氏喉科首次指出咽白喉、喉白喉、气管白喉的临床表现。新安郑氏喉科通过对大量白喉患者的观察，在国内外首次报告咽白喉、喉白喉、气管白喉不同的临床表现及其和疾病轻重的关系。郑枢扶说：白喉"是证轻者，微发于咽旁；重者，其白蔓于喉及喉管；至极重者，其白缠满肺系，以及肺内皆有，非仅现形于喉部也。是以打呛音喑，鼻塞气喘齐作，皆由白腐粘塞于内之故，所谓有诸内必形诸外者也"。(《重楼玉钥续编·白缠喉·论治》)

三、治法方药发挥

创立"养阴清肺兼辛凉而散"的治疗法则

乾隆年间，郑梅涧经手诊治了大量的白喉患者，失治误治的病例使他认识到，白喉与风热结于血分的咽喉急症不同，提出白喉"症属少阴一经，热邪伏其间，盗其肺金之母气"，传染病初起即有属于"虚证"两个论点，郑梅涧阐发白喉病机，创养阴清肺兼辛凉而散的治疗法则，为后来创制"养阴清肺汤"奠定了理论基础。郑枢扶指出"证治总不外乎辛凉养阴清润，若稍兼疏表，不惟不效，且反增剧。亦有初起即不宜辛凉，遂当养阴者，种种权变，须存乎其人，非呆法可定也。"

四、临床证治经验举例

（一）发明养阴清肺汤，成为白喉经典效方

郑枢扶与既均三弟继承父亲郑梅涧学术思想，以"虚燥"立论治疗白喉；并根据临床失治案例，反复筛选药物，提出白喉宜忌药物74种，约在1795年发明了养阴清肺汤。

养阴清肺汤

《重楼玉钥·卷上·又论喉间发白治法及所忌诸药》

【组成】大生地（二钱），麦冬（一钱二分），生甘草（五分），元参（钱半），贝母去心（八分），丹皮（八分），薄荷（五分），炒白芍（八分）

【加减】不用引。质虚，加大熟地，或生熟地并用。热甚加连翘，去白芍。燥甚加天冬、茯苓。如有内热及发热，不必投表药，照方服去，其热自除。

养阴清肺汤的发明，是两代三人共同实践的结晶，它比获得首届诺贝尔医学奖的白喉类毒素发明要早整整一百年。在1775—1955年近200年间，白喉数度在我国流行，我国医学界用此方治疗白喉，拯救生灵，活人无算，为民族繁衍起了重大作用。新安郑氏喉科防治白喉的方法与经验，是近代中医学术史上的一个重大创新，为人类征服传染病提供了宝贵的经验，为中华民族的繁衍康健做出了巨大的贡献。

自1795年发明养阴清肺汤至今，养阴清肺汤的应用领域不断拓宽，据不完全统计，该方已被证实对30余种疾病有效。

随着时代的变迁，临床疾病谱有了新的变化，新安郑氏喉科对白喉证治的成功经历，可为当今中医防治新的病种提供思路和借鉴。

（二）以养阴润燥为大法，创白喉证治系列方药

新安郑氏喉科还创有白喉证治系列方药养阴清燥汤、两富汤、两仪膏，甘露饮等，养阴润燥以治之。

养阴清燥汤

《重楼玉钥续编·内服方》

【组成】大生地(二钱)，大麦冬(二钱)，川贝母(八分)，粉丹皮(八分)，玄参(一钱)，薄荷叶(三分)，生甘草(五分)

【功效主治】肺肾阴虚，感燥而发，咽痛白腐，缠喉，及口舌白疮，口糜唇疮等症。方虽平淡无奇，而神效甚捷，诚喉科之津梁也。

两富汤

《重楼玉钥续编·内服方》

【组成】大熟地(一两)，大麦冬(一两)

【功效主治】此方金水相生，治白腐音哑，甚妙。

【用法用量】取长流水与井水各半，煎浓，徐徐服之。

两仪汤

《重楼玉钥续编·内服方》

【组成】人参，大熟地

【功效主治】治白腐打呛，音哑气喘等候。

【用法用量】用长流水煎服。或加麦冬亦可。

甘露饮

《重楼玉钥续编·内服方》

【组成】大熟地(三钱)，大生地(二钱)，玉竹(三钱)，大麦冬去心(二钱)，天门冬去心(一钱)，马料豆(二钱)，炙甘草(四分)

【功效主治】治喉白咽干不润，咳嗽唇燥，舌干等候。

【用法用量】是方得人参更妙。井水二钟，文火煎服。

（三）强调喉科吹药亦需辨证施用

喉科吹药是治疗咽喉疾病的重要手段，首次明确指出喉科外用"吹药"须辨证施治。"证有不同，而吹药之治，亦须分别。良未可以一方而遍施也。"（《重楼玉钥续编·白缠喉·方论》）。白喉的吹药方有吹药方、圣功丹、神功丹等。

1. 郑氏喉科对防治疫病白喉有哪些贡献？
2. 郑氏喉科用中医药治疗疫病白喉的成功经验有何现代意义？

参考答案

第八节 牙 宣

导读

吴谦指出"胃经客热积久，外受邪风，寒凉相搏"为牙宣的总病机，强调与胃、肾的关系。新安郑氏喉科强调牙宣与胃阴亏虚，虚火妄动相关。徐春甫认为本病属于胃热夹湿，脾胃湿热。

徐春甫创制甘露饮治脾胃湿热牙宣。吴谦治牙宣"客热遇寒"创用清胃汤，"风热"创用独活散，"胃中虚火兼肾虚"创三因安肾丸，"胃中湿热"《普济本事方》犀角升麻汤老方新用。郑氏喉科将牙宣分为实火上攻、胃虚火动、血虚三个证型，治疗采用内外并治的方法，实火上攻用清胃散加侧柏叶，胃虚火动宜消风清火、滋阴凉血之剂，外用郑氏喉科创制的珍珠散敷之，血虚用补血药中加白芷。

牙宣是以龈肉萎缩，牙根宣露，牙齿松动，齿龈间渗出脓血为主要表现的牙齿疾病。

一、病因病机认识

吴谦指出"胃经客热积久，外受邪风，寒凉相搏"为牙宣的总病机，新安郑氏喉科强调牙宣与胃阴亏虚，虚火妄动相关：牙宣"淡血常渗不已者，胃虚火动也"(《重楼玉钥续编·诸证补遗》)。

二、病证诊断鉴别

吴谦认为，牙宣牙龈患处喜凉饮而恶热，属胃火；喜热饮而恶凉，属客热受风："牙宣初起肿牙龈，日渐腐颓久露根。恶热恶凉当细别，胃经客热风寒侵。"

三、治法方药发挥

（一）徐春甫创制甘露饮治脾胃湿热牙宣

徐春甫认为本病为胃热夹湿、脾胃湿热所致。

甘露饮

《古今医统大全·卷之六十三·口病门》

【组成】枇杷叶拭去毛，生地黄、熟地黄、天门冬、麦门冬、枳壳炒、茵陈、石斛、黄芩(各一钱)，甘草炙(五分)

【功效主治】男妇小儿胃中客热，牙宣气，牙龈肿烂，时出脓血。

【用法用量】上作一服，水一钟，煎七分，食后服。

【加减】加山豆根、犀角屑，大有神效。

脾胃湿热型为牙宣临床常见证型，高校教科书未收载，其辨证要点为牙龈肿胀糜烂。

（二）郑氏喉科治疗牙宣特色

《重楼玉钥续编·诸证补遗》将牙宣分为实火上攻、胃虚火动、血虚三个证型，治疗采用内外并治的方法，外治用药强调在辨证的基础上选方遣药。

1.**实火上攻** 证见龈痒，满口牙出血，牙龈肉赤，齿缝出血，味酸。治用"清胃散加侧柏叶。

2.**胃虚火动** 证见淡血常渗不已。治宜选消风清火、滋阴凉血之剂，外用珍珠散敷之。

珍珠散

【组成】海螵蛸（一钱），龙骨（二钱），珍珠（三厘），辰砂、象皮、乳香、没药、冰片（各五分）

【用法用量】研细，棉花团指大，水湿蘸药，擦患处，以指抵实一二次，即愈。

3.**血虚** 证见牙宣兼有龈痒者，治用补血药中加白芷；如牙宣出血不止，以丝绵烧灰，存性，加冰硼少许，搽之，立效；如牙宣满口牙出血，用枸杞为末，煎汤漱之，然后吞下，立止。

（三）创清胃汤、独活散、三因安肾丸三方，犀角升麻汤新用治牙宣

吴谦《外科心法要诀·齿部·牙宣》将牙宣分为客热遇寒、风热、胃中虚火兼肾虚和胃中湿热四型，创清胃汤、独活散、三因安肾丸，并将犀角升麻汤新用治牙宣。

1.**客热遇寒型** 牙龈出血，恶热口臭。宜服清胃汤。

2.**风热型** 予以独活散。

【组成】独活、羌活、防风、川芎（各一钱六分），薄荷、生地、荆芥（各一钱），细辛（七分）

【用法用量】上为粗末，每用二钱，水煎澄渣，食后服，日用三服。

3.**胃中虚火兼肾虚型** 宜服三因安肾丸。

【组成】炒补骨脂、炒葫芦巴、炒茴香、川炒楝子、炒续断（各三两），山药、炒杏仁、白茯苓、炒桃仁（各二两）

【用法用量】共研细末，炼蜜为丸，如梧桐子大。每服二钱，空心淡盐汤送下。

4.**胃中湿热型** 宜服犀角升麻汤（《普济本事方·卷第五·眼目头面口齿鼻舌唇》）。治疗"足阳明经络受风毒，传入经络，血凝滞而不行"的"连口唇颊车发际皆痛，不可开口"，吴谦将其用于胃中湿热型牙宣。

（四）牙宣外治法

新安医家治疗牙宣强调内外治并用。

　　吴崑说："牙宣者，齿根出血也，此以肥甘之热致病。每于晚膳后，以茶漱而洁之，则病愈矣"（《医方考·卷三·血证门第二十一》）。程国彭治牙宣用吹药"柳花散"外治。吴谦外治牙宣，用胡桐泪散擦之，以食盐冲汤漱口。惟牙龈动摇，或兼疼痛者，日以李杲牢牙散擦之，夜用固齿白玉膏贴之，缓缓取效。

李杲牢牙散

《外科心法要诀·齿部·牙宣》

【组成】龙胆草（酒浸，一两五钱），羌活、地骨皮（各一两），升麻（四分）

【用法用量】共研末，先以温水漱口，用少许搽之。

固齿白玉膏

《外科心法要诀·齿部·牙宣》

【组成】官粉研（一两），珍珠末（三钱），阳起石用僵蚕四十九条，防风、当归、川芎、牙皂、青盐、升麻、白芷、地骨皮各五钱，细辛、藁本各三钱，共研粗末，长流水五碗，同药入砂锅内，以桑柴火熬药至三碗，去渣；再入砂锅内，煎至一碗，将龙骨、阳起石火煅通红，入药汁内淬之。如此七次，去药汁，将龙骨、阳起石焙干，研末，麝香末（二钱），龙骨（二两），象牙末（五钱）

【用法用量】用黄蜡三两，溶化滤净，再化，离火候温，方入前药和匀，乘热摊纸上。如膏冷，将熨斗烧热仰放，纸铺熨斗底上摊之。用时先以温水漱口，将膏剪一小条，贴于患处，闭口勿语。

四、临床证治经验举例

（一）吴谦用清胃汤治牙宣胃火上蒸证

　　1.证候表现　多见牙龈红肿痛，出血、出脓，烦渴饮冷，胃火上蒸日久，牙龈肉渐渐腐颓，积垢如烂骨状，牙根宣露。多食易饥，口臭，胃脘嘈杂，便秘，尿黄，舌质红绛，苔黄厚，脉洪大或滑数。

　　2.治法治则　清泻胃火，消肿止痛。

　　3.遣方用药　吴谦用清胃汤治牙宣胃火上蒸："客热遇寒者，牙龈出血，恶热口臭，宜服清胃汤"（《外科心法要诀·齿部》）。《医宗金鉴》方清泻胃火，消肿止痛之力优于《兰室秘藏》清胃散。

【组成】石膏，黄芩，升麻，生地，黄连，丹皮

（二）吴谦用三因安肾丸治肾精亏虚证

　　1.证候表现　多见牙齿疏豁松动，牙间隙增宽，齿龈溃烂萎缩，边缘微红肿，易渗血，齿根宣露。或有头晕、耳鸣、手足心热、腰酸、下肢萎软，舌质微红，少苔，脉细数。

　　2.治法治则　滋阴补肾，益髓坚齿。

3. 遣方用药 吴谦用三因安肾丸："兼肾虚，齿乃肾之余，宜服三因安肾丸。"

三因安肾丸

《外科心法要诀·齿部·牙宣》

【组成】补骨脂(炒)、胡芦巴(炒)、茴香(炒)、川楝子(炒)、续断(炒)(各三两)，山药杏仁(炒)、白茯苓、桃仁(炒)(各二两)

【用法用量】共研细末，炼蜜为丸，如梧桐子大。每服二钱，空心淡盐汤送下。

（三）程国彭用柳花散吹法经验

程国彭用吹药柳花散吹敷患处，"牙宣，牙根尽肿，宣露于外也。吹以柳花散。"（《医学心悟·牙宣》）。

【组成】真青黛、蒲黄(炒)、黄柏(炒)、人中白(各一两)，冰片(五分)，硼砂(五钱)

【用法用量】共为细末，吹患处。

思 考 题

1. 徐春甫治牙宣创制"甘露饮"有何特色？
2. 试述吴谦"三因安肾丸"的适应病证。

参考答案

第九节 口 疮

导读

郑氏喉科认识到口疮由心脾积热、胃气虚弱、肝脾气虚、虚火上泛等不同病因引起，还认为六淫中不独"火"邪，"燥"邪亦可导致口疮。

郑氏喉科从口疮的颜色、疼痛时间辨虚实，并认为口疮赤、白分别与实证、虚证有关，首次指出口疮色白多属于虚热。

吴谦从口疮多寡和局部的颜色结合辨证，指出口疮颜色艳红、满口烂斑肿为实证，口疮颜色淡红、肿点微稀为虚证。吴谦创用导赤散加味治疗口疮，扩大了导赤散的适应证。徐春甫倡用《局方》凉膈散治疗心脾实火口疮。郑氏喉科治疗口疮倡内外并治，内治口疮注重兼证选方，伤燥口疮宜养阴清润，忌表散，并指出"下焦阴火，或因寒凉过甚，而唇舌反现紫赤色，渴不喜饮，以及感燥气而致者，必须养阴清润，非重用熟地黄不效"。创外治吹药方口疳散、圣功丹、神功丹等。

口疮病，是以发生在口腔肌膜上的单个或多个圆形或椭圆形溃烂斑点，局部灼热疼痛为主症的病证。

一、病因病机认识

口疮的病因病机主要是火，然火有虚实之不同。郑氏喉科指出，实证口疮不独"火"

邪，"燥"邪亦可导致口疮："有伤燥而发口疮者"（《重楼玉钥续编·各证分辨》）；虚证"小儿口疮，有脾虚不能统涎，以致口涎流多，及嘴角湿烂而患者；有脾阴不足，过食甜味而致者；有由病后发热不退而生舌疮者；有属上焦实热，中焦虚寒，下焦阴火而致者；有因麻痘后服清凉解毒药过多，致生舌疮者"（《重楼玉钥续编·各证分辨》）。

二、病证诊断鉴别

（一）新安医家论口疮赤白的微观辨证

新安医家强调"舌疮诸症，必须分辨寒热虚实"（《重楼玉钥续编·各证分辨》）。

郑氏喉科从口疮的颜色、疼痛时间辨虚实，并认为口疮赤、白分别与实证、虚证有关，首次指出口疮色白多属于虚热，而不是李惺庵《证治汇补》认为的"肺热"。《重楼玉钥续编》说："实热者，色多赤；虚热者色多白""午前痛甚者，实火也；午后痛甚者，虚火也"（《重楼玉钥续编·统论脾胃皆交于口而脾为之主》）。郑氏喉科还认识到口疮的颜色有一个从初起为白色，渐次转红的病理过程，如属于虚证，医者"妄任清凉"，当白疮转红时，"医者不察，犹谓清之未透，复进寒凉而遏之，遂至水极似火……变为败症"（《重楼玉钥续编·各证分辨》）。

吴谦认为，从口疮多寡和局部的颜色相结合辨证，有助于口疮的虚实鉴别。口疮颜色艳红、满口烂斑肿为实证，口疮颜色淡红、肿点微稀为虚证。他说："大人口破分虚实，艳红为实淡红虚，实则满口烂斑肿，虚白不肿点微稀。……虚火者，色淡红，满口白斑微点，甚者陷露龟纹，脉虚不渴"（《医宗金鉴·外科心法要诀·口部》）。

（二）郑氏喉科论口疮凭脉辨证

郑氏喉科注重脉诊："舌疮虽曰小疾，亦须证之以脉。若症与脉合，治得其宜，则易愈，断无症实而脉虚之理，盖是疾脉虚者，症亦虚，脉实者，症亦实，乃最易明晓之处，非比伤寒杂症之难辨也"（《重楼玉钥续编·各证分辨》）。

关于实火虚火的脉象，李惺庵曾云"脉浮数为实火，浮大为虚火"《证治汇补》）。《重楼玉钥续编》进一步指出："浮数有力按之不减为实，浮大而数按之弱涩为虚，须细辨之为要"（《重楼玉钥续编·统论脾胃皆交于口而脾为之主》）。

三、治法方药发挥

（一）徐春甫用《太平惠民和剂局方》凉膈散治心脾实火口疮

徐春甫治疗实热口疮倡用《太平惠民和剂局方》凉膈散："实热口疮新发者，用凉膈散、甘桔汤之类皆可愈。西瓜浆水徐徐饮妙。冬月无瓜以烧灰噙之"（《古今医统大全·卷之六十三·口病门·治法》）。

凉膈散

《太平惠民和剂局方·卷之六·治积热》

【组成】川大黄、朴硝、甘草（各二十两），山栀子仁、薄荷叶去梗、黄芩、连翘（各十两）

【功效主治】治大人、小儿腑脏积热，烦躁多渴，面热头昏，唇焦咽燥，舌肿喉闭，目赤鼻衄，颌颊结硬，口舌生疮。

【用法用量】上粗末。每二钱，水一盏，入竹叶七片，蜜少许，煎至七分，去滓，食后温服。小儿可服半钱，更随岁数加减服之，得利下住服。其"得利下住服"是服用方法的关键点。

（二）新安医家从肝胆论治口疮

徐春甫认识到肝胆虚、实证均可导致口疮，"肝胆有实热令人口酸而苦，小柴胡汤加甘草、龙胆草、青皮之类，甚者当归龙荟丸、龙胆泻肝汤。若谋虑不决，肝胆虚而口苦者，人参、远志、茯神、甘草为君，柴胡、龙胆草为佐使，甚者钱氏地黄丸。所谓虚者补其母也"（《古今医统大全·卷之六十三·口病门·治法》）。

吴崑论益胆汤治口疮肝胆气虚证，"谋虑不决，肝胆气虚，口苦舌疮者，益胆汤主之。盖肝主谋虑，胆主决断。劳于谋虑决断，故令气虚。咽门为胆之使，胆汁上溢于咽，故令口苦。木能生火。故令口疮。是方也，人参、甘草所以补其气虚，苦参、黄芩所以清其气热。经曰：主明则下安，故用茯神、远志以养心。又曰：微者正治，甚者从治，故用官桂之辛热"（《医方考·口病方论》）。

（三）论阴阳虚损口疮的治疗

新安医家在口疮阴虚、阳虚证的治疗方面积累了丰富的经验。吴谦治阴虚口疮经验："心肾不交，虚火上炎，宜服四物汤加黄柏、知母、丹皮，少佐肉桂以为引导，从治之法也，外以柳花散搽之。……如口疮舌干，黄硬作渴者，宜服加减八味丸，以滋化源，俱禁水漱"（《外科心法要诀·口部·大人口破》）。

徐春甫认识到口疮有阳气虚弱证，倡用理中汤治疗，"酒色过度之人服凉药久而不愈者，乃中气不足，虚火泛上无制，用理中汤反治之而愈。甚者，加附子或用官桂噙之亦妙。""口疮服凉药不愈，宜理中汤"（《古今医统大全·卷之六十三·口病门》）。

郑氏喉科指出："舌疮久蚀成穴屡用凉剂不效者，上盛下虚也，服黑锡丹，可渐愈，十全大补、养荣汤，皆可酌用"（《重楼玉钥续编·诸证补遗》）。

（四）注重外治疗法

1.桑树汁治口疮　郑枢扶用桑树汁外治口疮："桑树汁，取以涂敷口疮甚妙，其性味甘和，涂之不见辣痛，且并治口糜等症"（《重楼玉钥续编·各证分辨》）。获取鲜桑树汁方法：将桑树主干上的皮割开一道小口，白色的桑汁一滴一滴地流出，用瓶接住即可。用时取鲜桑树汁适量，涂于患部，一日数次。

2.赴筵散（一名阴阳散）治口疮心脾实火证　徐春甫用赴筵散（一名阴阳散）治口

疮（《古今医统大全·卷之六十三·口病门》）。

【组成】黄连（一两），干姜炒黑（三钱）

【用法用量】为细末、干掺口疮上，涎出即愈。

吴谦在徐春甫赴筵散的基础上进一步优化，于徐春甫赴筵散加"黄芩、栀子（生）、黄柏（末）、细辛"，共研细末，每用少许，搽于患处，治疗心脾实火的口疮，"色艳红，满口烂斑，甚者腮舌俱肿，脉实，口干"，并指出外搽赴筵散后"吐涎则效。"

3.柳花散治虚火上炎口疮 吴谦指出，虚火上炎口疮"色淡红，满口白斑微点，甚者陷露龟纹，脉虚，不渴。"用柳花散搽患处。

【组成】黄柏末（一两），青黛（三钱），肉桂（一钱），龙脑香（即冰片，各二钱）

【用法用量】各研细，再合一处研匀，每用少许，搽于患处。

程国彭柳花散组成略有不同："真青黛、蒲黄、炒黄柏、炒人中白（各一两），冰片（五分），硼砂（五钱）"（《医学心悟·柳花散》）。

四、临床证治经验举例

（一）郑氏喉科治疗口疮的经验

郑氏喉科治疗口疮倡内外并治，内治口疮注重兼证选方；治疗伤燥口疮宜养阴清润，忌表散，并指出"下焦阴火，或因寒凉过甚，而唇舌反现紫赤色，渴不喜饮，以及感燥气而致者，必须养阴清润，非重用熟地黄不效"。创外治吹药方口疳散、圣功丹、神功丹等，郑枢扶荐用桑树汁外治口疮，亦确有疗效。

1.伤燥口疮宜养阴清润，忌表散 有伤燥而发口疮者，更须审辨明确，毋论发热与否，切忌表散，寒凉之剂一经妄投，立变音哑而不救，尤须养阴清润为主，其热却不疗而退，燥气就平，疮亦自除矣（《重楼玉钥续编·各证分辨》）。

2.以口疮兼证选方 潮热未退者，六君加归芍麦门冬主之。若兼便泄者，七味白术散主之。或病后脾虚者，四君加归芍。寒热往来者，补中益气主之。若疟后兼腹膨者，异功散加归芍主之。或咳嗽无痰、间有内热者，金水六君煎主之。若中焦虚寒，手指尖冷，面色青白者，理中汤主之。凡下焦阴火，或因寒凉过甚，而唇舌反现紫赤色渴不喜饮，以及感燥气而致者，必须养阴清润，非重用熟地黄不效。方法见白腐论中。吹药用口疳散，或圣功丹，若神功丹亦可。若属上焦实热，舌胎焦黄，口渴，宜导赤散加麦门冬、丹皮、贝母、黑山栀之类，吹药则用青雪丹，或圣功丹（《重楼玉钥续编·各证分辨》）。

3.重症口疮的治疗 "舌疳及舌傍两边肿疼，或舌底生烂宕疮，中间黄白周围一线红者……是症由于七情忧郁，肝木不舒，思虑烦闷而致者多……诊治之法，起初则以黑逍遥散加丹皮，其次归芍地黄汤。其忧思郁久者，黑归脾汤去远志加丹皮，或因肝血不足而火旺者，滋肾生肝饮；木郁不条达者，滋肾疏肝饮，或逍遥散更妙。朱丹溪先生治是症，俱用甘露饮合归脾汤，可见古人亦未从心热治也。疮烂入深者，宜吹口疳散，或小八宝丹，及补天丹，皆可酌用。"（《重楼玉钥续编·各证分辨》）

（二）吴谦首用导赤散加味治心火上炎口疮

心火上炎证见口舌生疮，溃疡面小，数目多，多在舌尖、舌前部或舌侧缘发生，色红而痛甚，不能饮热水及进食刺激食物，伴见口渴心烦，性急，小便短赤，舌质红或舌尖红甚，苔黄，脉数。吴谦首次提出导赤散加味治疗口疮，扩大了原方的治疗适应证（宋代医家钱乙《小儿药证直诀·卷下》导赤散，原方未载治疗口疮心火上炎证）。心经实热，加黄连、竹叶，甚者加大黄；尿赤可加白茅根、大小蓟；舌质红加栀子以清降心火；红肿疼痛明显加赤芍、丹皮以活血消肿止痛；舌尖溃烂加黄连、黄芩以清心肺；舌两侧溃烂加胆草、柴胡以清肝热；心烦口渴加玄参、麦冬以清热养阴生津；大便秘结加大黄釜底抽薪，以导热下行、通便泄火。

（三）徐春甫治肝经郁热证口疮

肝经郁热证，见口舌生疮，数目少，但常有情志波动或月经周期而发，常于月经前一周内开始溃烂，经后渐愈，下月又如此反复；兼见胸胁胀闷，心烦易怒，口苦咽干，乳房胀痛，痛经或有血块；舌尖红或有瘀斑，苔薄黄，脉弦数。治宜舒肝理气，调和冲任。徐春甫用"小柴胡汤加甘草、龙胆草、青皮之类，甚者当归龙荟丸、龙胆泻肝汤"（《古今医统大全·卷之六十三·口病门》）。

（四）程国彭用葛根汤治血瘀证口疮

血瘀口疮证，见口疮数目多少不定，边缘红赤紫暗，色灰黄，疼痛如针刺，伴见胸胁不适，面色黧黑，舌质紫暗有瘀斑，舌红少苔，脉细涩等。治宜活血化瘀，收敛溃疡。

葛根汤

《医学心悟》

【组成】葛根（一钱）、升麻（一钱）、甘草（五分）、赤芍（一钱五分）
【加减】风胜，加荆芥、防风、薄荷。火胜，加连翘、丹皮、生地、蒡子。

（五）许豫和用麦易地黄汤治疗阴虚火旺证

阴虚火旺证，常见口疮数目少，多发生在唇、龈、舌、颊等处，溃烂面较小，边缘微红肿，时有灼痛，溃烂此起彼伏，经常复发。兼见口干舌燥，咽干而痛，舌红少津，失眠多梦，体倦乏力，手足心热，脉细数。治宜滋阴降火，收敛溃烂。《新安医学丛书·综合类·热辨》载，"喉痛、喉疮、口舌疮、上腭肿，皆热壅也，散而不清，热必不平。予治口疮、喉肿，多有用麦易地黄汤而愈者。……麦易地黄汤，即六味去萸肉，加麦冬。"

（六）郑日新治重症腺周口疮经验

1.**证候表现** 重症腺周口疮见口疮彼伏此起，经年不断。患处长期不愈合，表面有黄白色伪膜复盖，灼痛，饮食时加重，口干渴饮，证因肾阴亏损，虚火上炎，口舌浮热。

2.**治法治则** 滋肾水、伏浮火。

3.遣方用药　三才封髓汤加味。

【组成】潞党参（15g），生熟地各（12g），砂仁（5g），天冬（9g），炙甘草（5g），川黄柏（9g），北沙参（10g），丹皮（10g），太子参（10g）

服药10剂后，各处口疮见愈，唯悬雍垂处仍复以黄白色伪膜，灼痛，继服10剂后，悬雍垂处口疮渐次愈台，每日晨服补中益气丸6g，每日晚服六味地黄丸6g，服两月。

复发性口疮是以口疮反复发作、数目由少到多、部位由前往后发展为特点，现代医学对本病尚缺乏有效治疗手段。三才封髓汤方出元代罗天益《卫生宝鉴·卷六》，原方用于治疗相火过旺的梦遗失精，新安迁徙四川名医郑钦安曰："封髓丹一方，乃纳气归肾之法，……余常亲身阅历，能治一切虚火上冲，牙疼，咳嗽，喘促，面肿，喉痹，耳肿，目赤，鼻塞，遗尿，滑精诸症，屡获奇效"（《医理真传·卷二·阳虚症门问答》）。

思考题

1.试述吴谦导赤散加味治口疮的用药特色。

2.郑氏喉科治疗口疮有何特色？

参考答案

第四章　眼科学

第一节　针　眼

☞导读

　　针眼是临床常见的外障眼病。新安医家将本病的病因病机责之于风热外袭；过食辛辣炙煿，脾胃积热；或因脾胃虚弱，蕴伏之热邪上犯胞睑所致，完善了相关理论。在治疗上，吴谦在针眼未成脓时，外敷如意金黄散，脓已成则针之，贴黄连膏；程玠内治用决明子散，疏风与清热并重，外用白芨磨水点，荐用针挑或用灯草灸膏盲穴，均具有独到的特色。

　　针眼是以胞睑边缘生小硬结，红肿疼痛，继而成脓，形如麦粒为主要表现的疾病。

一、病因病机认识

　　新安医家认为系风热外袭；过食辛辣炙煿，脾胃积热；或因脾胃虚弱，蕴伏之热邪上挟胞睑所致。如吴谦《医宗金鉴·眼科心法要诀·针眼》认为针眼"由脾经风热而成，形如豆粒有尖。"新安医家张廷桂认为，针眼是平素嗜食辛辣炙煿厚味，导致脾胃积热，循经上攻胞睑，致营卫失调，气血凝滞，局部化热酿脓而为病，眼皮转红色，是足阳明胃经之火，平昔饮酒过多，而好食辛辣炙煿之物所致也(《眼科要旨·卷三》)。

二、病证诊断鉴别

　　针眼病位于胞睑，吴谦云："针眼生于眼皮毛睫间……形如豆粒，有尖，色赤，多痛，洗之不消"(《医宗金鉴·眼科心法要诀·针眼》)。初起胞睑微痒痛，近睑弦部皮肤微红肿，继之形成局限性硬结，压痛。可伴有耳前或颌下淋巴结肿大，甚至伴有恶寒发热、头痛等全身症状。轻者数日内自行消散，重者3～5日后，于睑弦近睫毛处出现黄白色脓头，形如麦粒。

三、治法方药发挥

（一）外敷与针破放脓时机

　　病程新久、是否成脓，治疗方法不同。病初针眼未成脓时，应外敷"如意金黄散"，清热解毒，消肿止痛，以达退赤消肿、促其消散之目的。已成脓者，当切开排脓，促其早日痊愈。吴谦说"初起轻者，宜用如意金黄散，盐汤冲洗，脓不成即消矣。风热甚者，色赤多痛，洗之不消，脓已成也，候熟针之，贴黄连膏。亦有破后邪风侵入疮口，令人头面浮肿、目赤涩痛者，外仍洗之，内服芎皮散即愈"(《医宗金鉴·眼科心法要诀·针眼》)。

（二）程玠内治疏风、清热并重治针眼

程玠疏风清热并重治针眼，"决明子散，治疗风热上攻，眼目肿疼，……草决明一钱、羌活八分、荆蔓一钱、木贼一钱、白菊八分、赤芍一钱、石膏八分、黄芩一钱、川芎六分、甘草三分。食后服。"（程玠《眼科秘方》）本方疏风散邪，伍用石膏等大寒之品，清热解毒，治疗针眼引起的胞睑肿痛。

（三）程玠外用白芨治针眼

程玠《眼科秘方》外用白芨治针眼。书中谓："偷针眼，白芨磨水点。"独取味苦微寒之白芨，具有收敛止血，消肿生肌之功。当今临床用白芨消肿生肌，并修复创面，可治疗疮肿、溃疡久不收口、皮区创面及慢性溃疡等。治疮肿，初起者可配金银花、皂刺、天花粉等；溃破而不收口者，可研末外用。研究表明，白芨可显著缩短凝血时间，对毛细血管缺损起到修补作用，促进创面的生长和愈合。

（四）程玠荐针灸"膏盲穴"治针眼

程玠荐用针挑或用灯草灸膏盲穴治针眼。程玠《眼科秘方》云："偷针眼……背上第三节骨两旁必有红点，用针挑破，或用灯草一烧，即愈。""背上第三节骨两旁"即膏盲穴。该法首见于明·高武《针灸聚英》。当今灸法，病人反坐在靠椅上，暴露背，选好部位，常规消毒后，取灯心草一段，蘸以香油或其他植物油约1cm，点燃后，对准穴位迅速爆灸，此时常可听到"啪"的一声响，叫做一燋。灸处有小块灼伤应保持清洁，防止感染。一般于5天左右灸处结痂开始脱落，每穴只灸1燋，间隔4~5天灸治一次。当今针挑法为，膏盲穴常规消毒后，以三棱针垂直刺入0.1~0.3cm，挑破皮肤。要求速刺快退，以出血为度，点刺后不按揉针孔，使其出血，并可轻轻按压点刺部位附近肌肤，以排除瘀血0.2~0.3ml。以消毒干棉球擦干，一般只挑刺患侧反应点，即左眼病挑刺左侧，右眼病挑刺右侧。每日1次。

四、临床证治经验举例

（一）吴谦用如意金黄散外治风热客睑

1.证候表现　常见病初起阶段，胞睑局限性肿胀，局部痒痛微红，可扪及硬结；压痛明显；并可伴有头痛、发热、全身不适等，舌苔薄黄，脉浮数。

2.治法治则　疏风清热，消肿散结。

3.遣方用药　吴谦外用如意金黄散治疗（《医宗金鉴·眼科心法要诀·针眼》）。

（二）张廷桂用清胃汤治疗热毒壅盛证

1.证候表现　多见胞睑局部红肿灼热，硬结渐大，疼痛拒按，或白睛红赤肿胀嵌于睑裂；或伴有口渴喜饮，便秘溲赤，舌红，苔黄，脉数。

2.治法治则　清热解毒，消肿止痛。

3.遣方用药　张廷桂用清胃汤治疗（《眼科要旨》）。

【组成】连翘，白芷，花粉，归尾，陈皮，山栀，石膏，前胡，荆芥，枳壳，黄连，甘草

【方解】石膏、炒山栀清脾胃积热，连翘、白芷、黄连清热泻火解毒，天花粉清热生津止渴且有助于消肿排脓，陈皮、甘草理气和中，振复脾胃气机。

> **思考题**
> 1. 试述新安医家对针眼病因病机认识的独到之处。
> 2. 试从方剂药物构成的不同分析如意金黄散和清胃汤治疗针眼的适应病证。
>
> 参考答案

第二节　风赤疮痍

导读

风赤疮痍是临床常见胞睑急证。吴谦强调"宜急治之"，并创"加减四物汤"治风赤疮痍"脾经风热"证。在临床应用中取得较好的疗效。临床治疗上宜采用内、外治相结合，及时用药，防止黑睛及瞳神并发症发生。

风赤疮痍是因脾胃湿热，复感风邪，客于胞睑所致；以胞睑皮肤红肿疼痛，起丘疹、小泡、脓疮、溃烂为主要表现的外障类疾病。

一、病因病机认识

新安医家认为，风赤疮痍乃由脾经风热上攻于目所致。《医宗金鉴·眼科心法要诀·风赤疮痍》曰："风赤疮痍者，起于两眦，其黑睛则端然无恙，惟睑边烂而红赤。此乃脾经风热上攻所致"。

二、病证诊断鉴别

风赤疮痍表现为胞睑皮肤红赤如涂朱砂，痒痛肿胀，起小泡，甚则溃烂化脓，破裂结痂，或仅为红斑疹点。

与睑弦赤烂鉴别。二者相同的是皆有眼睑部红赤湿烂，但睑弦赤烂病变局限于眦部睑弦，不波及睑皮肤面及黑睛；风赤疮痍是以眼睑皮肤的病变为主，一般不波及睑弦，可导致黑睛生翳。

三、治法方药发挥

吴谦创清脾凉血、疏风泻热法治"脾经风热"证

风赤疮痍多因脾胃湿热蕴积，外受风热毒邪，内夹心火，上攻胞睑所致。吴谦创清脾凉血、疏风泻热法和"加减四物汤"治风赤疮痍"脾经风热"证。

加减四物汤

《医宗金鉴·外科卷下·总纲》

【组成】生地黄、苦参、牛蒡子、薄荷、防风、当归、赤芍药、天花粉、连翘、荆芥穗、川芎(各一钱)

【用法用量】右为粗末，以水二盏，煎至一盏，食后，去渣温服。

四物汤方出《金匮要略·妇人妊娠病脉篇》，具补血和血之功。吴谦"加减四物汤"以赤芍药易白芍，全方具清脾凉血、疏风泻热之功。

四、临床证治经验举例

吴谦创用加减四物汤治脾肺风热证

1.证候表现　胞睑皮肤肿痒，皮色红赤灼热，起水泡，或伴少量丘疹，渗出黏液；舌苔薄黄，脉浮数。

2.治法治则　清脾凉血、疏风泻热。

3.遣方用药　吴谦创用加减四物汤。方中牛蒡子、连翘、薄荷辛凉祛风清热，荆芥、防风疏风驱邪，苦参、花粉滋阴清热，地黄、当归、川芎、芍药凉血养血驱邪。

> **思考题**
> 1. 试述风赤疮痍的临床特点及新安医家对其病因病机的认识。
> 2. 分析吴谦治风赤疮痍"脾经风热"证所创"加减四物汤"方的药物构成与作用。
>
> 参考答案

第三节　睑弦赤烂

👉**导读**

睑弦赤烂是临床常见病。新安医家将本病病因责之于风、湿、热三邪为病，虽然皆由外风引动，但由于内因不同而病机各异，新安医家在本病的诊治过程中根据患者是否出现秃睫而做出分型，并提出不同的治疗方法。徐春甫创洗剂和外敷剂，分别用于眼睑弦烂初起和病程日久者，组方和用法非常科学。程松崖创"治烂眼弦并无眼毛方"，以巴豆外用，治疗睑弦赤烂伴秃睫。为后世临床治疗睑弦赤烂提供了新的方法和思路。

睑弦赤烂是因风湿热邪蕴结眼睑所致，以胞睑边缘赤肿湿烂、刺痒疼痛为临床特征的眼病。

一、病因病机认识

新安医家将本病病因责之于风、湿、热三邪为病，虽然皆由外风引动，但由于内因不同而病机各异。如《医宗金鉴·眼科心法要诀·两睑粘睛歌》说："两睑粘睛眵痒疼，脾胃风湿热甚成。"《古今医统大全·眼科·病机》云本病由风热为病而致:"烂弦风睑,此因脾胃积热,风邪相干,致患眼弦赤烂,小儿皆因胎气风热之毒。"

二、病证诊断鉴别

新安医家根据患者是否出现秃睫而做出分型,并提出不同的治疗方法,如程松崖自拟"治烂眼弦并无眼毛方。""无眼毛"即秃睫。

三、治法方药发挥

(一)徐春甫外治法特色

徐春甫外治法治疗烂弦风眼,具有独到的经验。其创有"敷烂弦风眼二方",文谓:"一方,治烂弦风最良。铜青、白矾粉、五倍子(等分),上为末,热汤泡三五分,闭以软绢沃洗眼弦,极效。又方,治一切风赤眼,眼皮搔痒赤烂,久治不效,其功不可尽述。腊月猪脂(半两,先溶)、白蜜(少许,渐入猪油内化)、白蜡(三钱,入油蜜内同化)、轻粉(一钱,入油蜡中搅匀),上不时搽眼赤皮上。"(《古今医统大全·卷之六十一·眼科·敷眼药》)

徐春甫的第一方为洗剂,适用于眼睑弦烂,用时闭目,用热汤药软绢沃洗眼弦;第二方适用于病程日久、眼皮搔痒赤烂者,系外敷剂,猪脂、白蜜、白蜡作为赋形剂,且可以提高皮肤吸收药物量,符合现代皮肤药理学的要求。

(二)外散风邪,内清邪热

上下睑属脾胃,其病在脾。新安医家强调本病乃由脾、胃中风湿热盛,合邪上攻而发病,故而采用外散风邪,内清邪热的治疗原则。如吴谦说:"两睑粘睛之证……合邪上攻。宜用防风通圣散。"(《医宗金鉴·眼科心法要诀·两睑粘睛歌》)方中羌活、菊花、细辛、蔓荆子,外散风邪,内清邪热。

四、临床证治经验举例

(一)巴豆外治睑弦赤烂

程松崖以独取巴豆外用,《眼科秘方·治烂眼弦并无眼毛方》治疗睑弦赤烂:"治烂眼弦并无眼毛方:猪护心油一两,将油炼出除渣,用巴豆仁七个放油内炸枯,除巴豆仁听用。先将枯盐水洗眼,弦净搽油,过一宿,来早擦去油,如此不过七晚即愈。"指出了主治病症、药物组成、药物煎制方法、药物服用频度。现代医学研究证实此病大多数为金黄色葡萄球菌感染引起,巴豆油对金黄色葡萄球菌有很好的抑制作用。

(二)徐春甫药水洗眼治睑弦赤烂经验

徐春甫药水洗眼治睑弦赤烂,偏风重者,可用二圣散;偏湿重者,可用疏风散湿汤;偏热重者,可用万金膏等,煎水去渣外洗。《古今医统大全·卷之六十一·眼科·敷眼药》:

铜青、白蟾粉、五倍子（等分），为末，热汤泡三五分，闭以软绢沃洗眼弦，极效。上不时搽眼赤皮上。

思考题

1. 试述新安医家对睑弦赤烂病因病机的认识。
2. 根据治睑弦赤烂的辨证，徐春甫如何选择方药？

参考答案

第四节　椒　疮

导读

新安医家吴谦强调椒疮由内外因合而致病，脾胃血热为其内因，外感六淫为其外因，两者相互作用而发病，其认识具有独特之处。诊断方面，强调从病因、病位、临床体征的差异鉴别椒疮和粟疮。治疗方面，创"清脾凉血汤"治椒疮脾胃血热；创"摘鼻散"治椒疮并发症"拳毛倒睫"；荐用"除风清脾饮"治椒疮风热证。

椒疮是指因风湿热邪侵及胞睑，导致睑膜血络瘀滞，结成疹粒。以胞睑内生红色细小颗粒，色红而硬，状似花椒，有砂涩微痒感为主要表现的疾病。

一、病因病机认识

新安医家强调椒疮由内外因合而致病，脾胃血热为其内因，外感六淫为其外因，两者相互作用而发病，如吴谦谓："脾胃血热所致。椒疮偏于热盛，故色赤形硬，其疮难消"，其认识具有独特之处。

二、病证诊断鉴别

椒疮以眼部检查见睑内脉络纹理模糊，睑内椒皮样颗粒丛生，或见睑内瘢痕形成，风轮上方可见赤膜下垂等为诊断要点。

椒疮需与粟疮相鉴别，两者病位相同，皆发病于睑缘或胞睑内，临床表现相似，两者都会有眼部异物感、干涩流泪及眼红疼痛，但两者病因病机及治疗方法不同。吴谦根据两病的颜色、质地和疾病痊愈的难易程度不同，予以鉴别，"此二证生于眼胞之里，……粟疮偏于湿盛，故色黄形软，其证易愈；椒疮偏于热盛，故色赤形硬，其疮难消。"（《医宗金鉴·外科卷下·椒疮粟疮歌》）指出两病均为脾胃血热所致，但椒疮偏于热盛，而粟疮偏于湿盛。形态方面，椒疮胞睑内颗粒细小，色红而硬；粟疮胞睑颗粒较大，色黄而软。

三、治法方药发挥

（一）创清脾凉血汤治椒疮

吴谦认为椒疮由脾胃血热所致，宜服清脾凉血汤，外以清凉圆洗之。

清脾凉血汤

《医宗金鉴·眼科心法要诀·椒疮粟疮》

【组成】荆芥，防风，赤芍，黑参，陈皮，蝉蜕，炒苍术，白鲜皮，连翘，生大黄，厚朴，甘草，竹叶

【方解】连翘、大黄、赤芍、大黄、白鲜皮、竹叶清泻脾胃积热；荆芥、防风、蝉蜕疏散风邪，苍术、厚朴、陈皮祛湿理气和胃，诸药配合以达清热祛湿之效。

清凉圆

《外科正宗》

【组成】当归尾、石菖蒲、赤芍药（各二钱），川黄连生、地肤子、杏仁生（各一钱），羌活（五分），胆矾（二分）

【用法用量】共研粗末，以大红绸包之，如樱桃大，甜滚水浸泡，乘热蘸洗，勿见尘土。

（二）清热祛风荐用"除风清脾饮"

新安医家认为本病由于脾胃湿热，复感风邪，内外合邪，上攻胞睑而致病。《医宗金鉴·眼科心法要诀·椒疮粟疮》用除风清脾饮治椒疮（首见于《审视瑶函》）。

除风清脾饮

《审视瑶函·卷四·运气原证·目疡》

【组成】知母，连翘，大黄，生地黄，防风，黄芩，元明粉，黄连，桔梗，陈皮，荆芥穗，黑参

【方解】黄连、黄芩、连翘、玄参、知母清脾胃，泻热毒；元明粉、大黄通腑，泻脾胃积热；桔梗、陈皮理气和胃祛湿；生地配合大黄凉血活血消滞的同时采用荆芥、防风疏散风邪；诸药合用，具有泻热清脾、疏风散邪之效。

（三）创"搐鼻散"治椒疮并发症"拳毛倒睫"

新安医家孙文胤创"搐鼻散"，用于治疗椒疮并发症"拳毛倒睫"。《丹台玉案·卷之三·眼疾门》谓："搐鼻散，治拳毛倒睫。木鳖子（一个），去壳，为末，绵裹塞鼻，左塞右，右塞左，其拳毛各分上下。"木鳖子性温，味苦，微甘；散结消肿，攻毒疗疮，可用于疮疡肿毒、乳痈、瘰疬、痔漏、干癣、秃疮等病证。孙文胤取木鳖子解毒消肿、散结止痛之功，其治法值得进一步研究。

四、临床证治经验举例

用清脾凉血汤治血热瘀滞证

1.证候表现　血热瘀滞证常见眼内刺痛灼热，沙涩羞明，生眵流泪，胞睑厚硬，睑内颗粒累累，疙瘩不平，红赤显著，眼睑重坠难开，黑睛赤膜下垂，舌红苔黄，脉数。

2.治法治则　清热凉血，活血化瘀。

3.遣方用药

清脾凉血汤

《医宗金鉴·眼科心法要诀·椒疮粟疮》

【组成】荆芥，防风，赤芍，黑参，陈皮，蝉蜕，苍术，白鲜皮，连翘，生大黄，厚朴，甘草，竹叶

【方解】连翘、大黄、赤芍、大黄、白鲜皮、竹叶清泻脾胃积热；荆芥、防风、蝉蜕疏散风邪；苍术、厚朴、陈皮祛湿理气和胃，诸药配合以达清热祛湿之效。

思考题

1.试述新安医家对椒疮病因病机的认识。

2.分别试述"清脾凉血汤"和"除风清脾饮"治椒疮的适应证。

参考答案

第五节　天行赤眼

导读

新安医家指出本病系外感疫疠之气，可相互传染而发病，发病时病情和预后还与患者体质强弱有关，为临床防治天行赤眼提供了新的理论依据和思路。

吴谦创"疏风散热饮子"疏风清热治天行赤眼；孙文胤创"泻心散"治眼部红赤疼痛，创"清泻肺火"法治天行赤眼肺火证。对后世具有重要的指导意义。

天行赤眼是因外染天行疫病之邪所致，以白睛暴发红赤、眵多粘结、相互传染为主要表现。

一、病因病机认识

新安医家指出本病系外感疫疠之气，可相互传染而发病，徐春甫云"天行赤眼，亦因运气流行，忽然疼痛，泪出鼻塞不利，初患一目，后复相仍"（《古今医统大全·眼科·病机》）。

二、病证诊断鉴别

天行赤眼可见白睛红赤，或见白睛溢血呈点、呈片，胞睑红肿，黑睛可见星翳。患眼沙涩，灼痛，畏光流泪，甚者热泪如汤，或眵清稀。耳前或颌下可扪及肿核。本病起病迅速，邻里相传，易成流行。

天行赤眼与绿风内障鉴别：两病皆出现眼红、眼痛的症状，但两者治法迥异，当需鉴别。徐春甫强调绿风内障有"头旋额痛"，瞳孔散大呈绿色，以及视力下降的症状。他说："绿风内障，此证头旋额痛，眼内多赤，常见红黑不定，皆因肝风热盛，致令瞳人绿开，久则无见"（《古今医统大全·眼科·病机》）。

三、治法方药发挥

（一）创"疏风散热饮子"疏风清热治天行赤眼

《医宗金鉴·眼科心法要诀·天行赤眼歌》用疏风散热饮子加减。方中用防风、羌活、牛蒡子、薄荷以疏风散邪；同时辅以连翘、栀子、甘草以清热解毒；大黄、赤芍、川芎以凉血活血。诸药合用可以达到外散风邪，内清肺热之功。疏风散热饮子，是吴谦根据《审视瑶函》"驱风散热饮子"化裁而成。治风先治血，吴谦减去具有祛风活血作用的当归、川芎，使本方具有疏风清热作用。

（二）创"泻心散"治眼赤疼痛

孙文胤治天行赤眼出现眼部红赤疼痛，创泻心散。

泻心散

《丹台玉案》

【**组成**】甘草（二钱），泽泻（五钱），黄连（五钱），草决明（一钱）
【**用法用量**】共为末。每服二钱。灯心汤调下。
【**方解**】黄连清心泻火，泽泻清热利湿，草决明清肝明目，甘草调和诸药。

（三）"清泻肺火"治天行赤眼

孙文胤以清泻肺火为主治疗天行赤眼。《丹台玉案·卷之三·眼疾门》载"白上红筋者泻肺火为主，君以黄连、桑白皮，佐以连翘、黄芩、升麻、山栀、甘菊。"孙氏认为，天行赤眼出现白睛红赤，乃由肺火亢盛所致，当以清泻肺火为主。用药君以黄连、桑白皮，佐以连翘、黄芩、升麻、山栀、甘菊，予以清泻肺胃之火。

（四）体质强弱与疗效相关

吴谦认识到天行赤眼痊愈的快慢，与患者自身体质的强弱有关，他说："受邪浅深，视人强弱，强者先愈，弱者迟愈。"（《医宗金鉴·眼科心法要诀·天行赤眼歌》）

四、临床证治经验举例

（一）吴谦疏风散热饮子治初感疠气证

1.证候表现　初感疠气证常见患眼磣涩灼热，羞明流泪，眼眵稀薄，胞睑微红，白睛红赤、点片状溢血；发热头痛，鼻塞，流清涕，耳前颌下可扪及肿核；舌质红，苔薄黄，脉浮数。

2.治法治则　疏风散邪，兼以清热。

3.遣方用药　疏风散热饮子加减（《医宗金鉴·眼科心法要诀·天行赤眼歌》）。方中用防风、羌活、牛蒡子、薄荷以疏风散邪；连翘、栀子、甘草以清热解毒；因疫毒壅滞脉络，故用大黄、赤芍、川芎以凉血活血。若无便秘，可去方中大黄；若白睛红赤甚、溢血广泛者，加牡丹皮、紫草以清热凉血退赤。

思考题

1.试述新安医家对天行赤眼的发病特点和病因病机的认识。

2.分析吴谦用疏风散热饮子治天行赤眼初感疠气证的组方。

参考答案

第六节　花翳白陷

导读

新安医家认为肺肝积热，风邪上冲，去血过多，肝经虚损，肝风太盛，血气俱虚是花翳白陷的主要病因病机。

孙文胤创"上清拨云丸"治花翳白陷"迎风流泪，羞明怕日。"吴谦创"青箱丸"治疗肝虚积热证，荐用知母饮子治花翳白陷，当归补血汤方治血气亏虚证。

花翳白陷病变位于黑睛，黑睛自身的解剖结构的生理特点，决定了花翳白陷难以愈合，愈后遗留疤痕翳障，影响视力。故其治疗要坚持用药，直到黑睛溃疡面完全愈合。

花翳白陷是以黑睛生翳，混浊灰暗，四周高起，中央低陷，形如花瓣为主要表现的翳病类疾病。

一、病因病机认识

新安医家认为肺肝积热，风邪上冲，去血过多，肝经虚损，肝风太盛，血气俱虚是花翳白陷的主要病因病机。

二、病证诊断鉴别

花翳白陷为黑睛周边轮白之际骤然生翳，四周高起，形似花瓣，渐渐厚阔，并向低陷的中央发展，而逐渐蔽幔黑睛，遮掩瞳神，愈后结瘢痕翳障，若黑睛溃破，黄仁绽出，形成蟹睛。

三、治法方药发挥

（一）吴谦创"青箱丸"治疗肝虚积热证

花翳白陷初起角膜红肿痛，羞明，日久"生翳渐昏暗"，吴谦认为是"肝虚积热"，创青箱丸治疗。

肝虚积热之证，时发时歇，初则红肿疼痛，涩泪难开，久则渐重，遂生翳膜，视物昏暗，宜用青箱子丸治之。

青箱丸

《医宗金鉴·外科卷下·总纲·肝虚积热歌》

【组成】菟丝子（一两），茺蔚子（一两），生地黄（二两），青箱子（二两），防风（一两），五味子（三钱），黑参（一两），柴胡（一两），泽泻（一两），细辛（三钱），车前子（一两），茯苓（一两）

【用法用量】右为细末，炼蜜为丸，桐子大，空心茶清送下三钱。

（二）泻热通腑同时强调滋阴降火

吴谦荐用知母饮子。

知母饮子

《医宗金鉴·眼科心法要诀·花翳白陷歌》

【组成】防风（一钱五分），桔梗（一钱五分），知母（一钱），芒硝（一钱），大黄（一钱五分），茯苓（一钱），细辛（一钱），茺蔚子（一钱）

【方解】大黄、芒硝通腑泻热，知母滋阴降火，润燥滑肠，茺蔚子清肝明目，茯苓健脾益气。

（三）温阳散寒同时注重益气养血

吴谦在《医宗金鉴·眼科心法要诀·行经目痛歌》中，对血气亏虚而致的花翳白陷，荐用当归补血汤方，方中生地黄、当归、白芍药、川芎养血明目，薄荷、羌活、防风疏风清热，茺蔚子、柴胡、菊花清肝祛风，退翳明目，蒺藜补益肝肾，退翳明目，甘草调和诸药。

四、临床证治经验举例

（一）孙文胤创方"上清拨云丸"治"迎风流泪，羞明怕日"

1.证候表现　肺肝风热证常见患眼视力下降，黑睛骤起白翳，中间低陷，状如花瓣，或如鱼鳞，但未扩展串连，羞明流泪，红赤疼痛，舌红苔薄黄，脉浮数。

2.治法治则　疏风清热。

3.遣方用药　孙文胤治花翳白陷"迎风流泪，羞明怕日"，创上清拨云丸。

上清拨云丸

《丹台玉案·卷之三·眼疾门》

【组成】羚羊角、犀角(各二两)，牛黄(八钱)，川黄连酒炒、黄芩酒炒、川芎、白芷、当归(各一两五钱)，菊花、大黄煅、防风、草决明、羌活、生地、滑石、地肤子、蝉蜕(各一两)

【功效主治】风热昏花，迎风流泪，羞明怕日。

【用法用量】上为末蜜丸。每服三钱，临卧服。

(二)知母饮子治热炽腑实证

1. 证候表现　热炽腑实证常见翳从四周蔓生，迅速扩展串连，漫掩瞳神，或翳厚色黄，中间低陷，瞳神紧小，黄液上冲，白睛混赤，胞睑红肿，泪热眵多，头目剧痛，发热口渴，溲赤便结，舌红苔黄厚，脉数。

2. 治法治则　泻热通腑。

3. 遣方用药　吴谦用知母饮子进行治疗(《眼科心法要诀·花翳白陷歌》)。

思考题

1. 新安医家对花翳白陷病因病机有何认识？
2. 试述上清拨云丸、青箱丸和当归补血汤治疗花翳白陷的适应证。

参考答案

第七节　疳积上目

导读

本病发生多因食积气滞，脾胃受损，精微失运，酿化成疳，目失濡养所致，多属正虚邪实，尤以脾虚肝旺为多见。临床上往往出现虚中挟实，实中有虚之候。故治疗上又须辨别虚实，如体质虚弱，则以补益为主，稍佐以消导药，否则克伐过甚，元气大伤，于病不利，因此，临床必须抓住主要矛盾，随证加减，灵活运用。本病由浅入里，由轻到重，重则生变，终至失明的病变规律，对于临床进行审因分类，分期施治，取得较好效果，具有重要意义。

疳积上目是小儿因疳积所致，初起眼干涩，夜盲，继而眼珠干燥，黑睛生翳糜烂，甚至破溃穿孔的眼病。如不能及早诊治，容易导致失明。

一、病因病机认识

新安医家指出，饮食不节、喂养不当、食有偏好等损伤脾胃，或久病虚羸，脾胃虚弱等，皆可导致脾失健运，气血生化不足，酿成疳积。脾病及肝，肝血虚少，目窍失养且阴血不足，肝热内生，上攻于目，遂发本病。

二、病证诊断鉴别

疳积上目需与高风雀目鉴别，病皆有夜盲症状，高风内障患者眼无不适，外观端好，除夜盲外眼部无其他不适，吴谦医宗金鉴·眼科心法要诀·高风内障歌》说："高风内障之证，两眼至天晚不明，天晓复明。"而疳积上目除有夜盲外，尚伴有白睛、黑睛及全身疳积见症，如吴谦在《医宗金鉴·眼科心法要诀·小儿疳眼》："小儿疳眼者……肿痛难开，隐涩泪多，渐生白膜，云翳遮睛，外则捋眉咬甲揉鼻，喜合面而卧，不喜抬头。"两者可予鉴别。

三、治法方药发挥

（一）健脾和胃消食，强调杀虫消疳

新安医家认识到，疳积上目是疳积在眼部的局部症状，其原发疾病为疳积，故在治疗疳积上目时，用治疗小儿疳积的经典方剂肥儿丸加减。四味肥儿丸见于宋·刘昉《幼幼新书》，方中神曲和麦芽皆归脾、胃经，具有行气和胃，健脾消食之功；黄连清热泻火，归肝、胃经；芜荑具有杀虫消疳，归脾、胃经。吴谦治疳积上目，强调健脾和胃消食，同时善用芜荑，杀虫消疳。

（二）清肝明目，强调养血柔肝明目

吴谦在本证治疗中采用羊肝丸方，治疗因患他病后生翳者（《医宗金鉴·眼科心法要诀·因他患后生翳歌》）。统观全方，方中重用羊肝，羊肝具有益血、补肝、明目的作用；白蒺藜、菊花、荆芥穗、蕤仁祛风明目；川芎、生地黄、当归尾养血活血；石决明、槐角、黄连、甘草清肝明目；楮实子、五味子补肾益气生津。方中清热祛风同时，重用羊肝养血，柔肝明目。

四、临床证治经验举例

（一）新安医家治疗脾虚肝热证

1.证候表现 脾虚肝热证，常见头眼疼痛，羞明流泪，白睛干燥，抱轮红赤，黑睛骤起白翳或混浊溃烂，甚至黄液上冲，严重者可致黑睛坏死、穿破，变为蟹睛、眼球枯萎等恶侯；多伴有腹胀便溏，烦躁不宁；舌红苔薄黄，脉弦。

2.治法治则 健脾清肝，退翳明目。

吴谦用"四味肥儿丸"方治疗。徐春甫荐用《普济方·卷三六四》"二草散"治小儿疳眼疼，并赤眼肿痛。方中龙胆草苦寒清热，甘草健脾益气，当归养血明目，细辛以益元阳。

（二）吴谦用羊肝丸方治中焦虚寒证

1.证候表现 中焦虚寒证，常见头眼疼痛，羞明流泪，患眼视力下降，白睛干燥，抱轮微红，黑睛灰白混浊或溃烂；多伴面白无华，四肢不温，大便频泄；舌淡苔薄，脉

细弱。

2.治法治则 温中散寒，补益脾胃。

《医宗金鉴·眼科心法要诀·因他患后生翳歌》用羊肝丸方，治疗患者泄泻日久或久患他病，导致中阳不振，寒从中生，寒凝气滞。方中重用羊肝益血，补肝，明目；白蒺藜、菊花、荆芥穗、蕤仁祛风明目；川芎、生地黄、当归尾养血活血；石决明、槐角、黄连、甘草清肝明目；楮实子、五味子补肾益气生津。

> **思考题**
>
> 1.试述新安医家对瘀积上目的病因病机的认识。
> 2.分析吴谦用羊肝丸方治瘀积上目的特色和组方。
>
> 参考答案

第八节 圆翳内障

导读

新安医家临证根据晶珠混浊的部位、形态、程度及颜色等不同，将其细分为圆翳、冰翳、偃月翳、黄心白翳、浮翳、沉翳、滑翳、枣花翳、如银内障等。对病因病机进行创新，完善了相关理论。病因病机责之于肝风冲上、脑脂流下；内虚肝邪胃热，上冲于脑，脑脂下流入眼；肝肾亏损等因素。在治疗上采用益气养阴、清肝祛风、上下焦同清、滋补肝肾等方法，为后世治疗白内障提供了思路与方法。

圆翳内障因高年体弱、精气日衰、目失濡养所致，是随年龄增长而晶珠逐渐混浊，视力缓降，瞳神内呈圆形银白色髓障，视力障碍的慢性眼病。

一、病因病机认识

新安医家将本病的病因病机责之于肝风冲上、脑脂流下；内虚肝邪胃热，上冲于脑，脑脂下流入眼；肝肾亏损等因素，对圆翳内障的病因病机进行创新，完善了相关理论。

二、病证诊断鉴别

圆翳内障患者年龄多在50岁以上，视力渐降。眼不红不痛，瞳神展缩如常。晶珠不同形态、程度的混浊，甚至晶珠全混；双眼先后或同时发病，发展缓慢。

三、治法方药发挥

（一）强调益气养阴

新安医家在治疗肝热内障，在清肝祛风的同时，强调益气养阴。如吴谦《医宗金鉴·眼科心法要诀》采用决明散、坠翳丸以及圆翳羚羊饮和滑翳补肝汤等治疗圆翳内障。方中采用石决明、细辛等清肝祛风药的同时，均使用人参、米汤、地黄等以益气养阴，防止清肝祛风药耗气伤阴，并达以阴柔肝之效。

（二）重视清肝祛风

新安医家在圆翳内障的治疗中，重视清肝祛风，如《医宗金鉴·眼科心法要诀》治圆翳内障的圆翳羚羊饮、冰翳还睛丸、滑翳补肝汤、偃月通明散等均采用黄芩、防风、知母清热平肝，祛风散邪，明目退障。

（三）强调上焦下焦同清

新安医家在用清热平肝，明目退翳法治疗圆翳内障时，强调清热要上下焦同清，如《医宗金鉴·眼科心法要诀》中治疗圆翳内障的圆翳羚羊饮、冰翳还睛丸和滑翳补肝汤等，均用黄芩清上焦之热，知母清下焦之热，以达到清热平肝，明目退障之功效。

（四）重视滋补肝肾

孙文胤在《丹台玉案》中对因圆翳内障引起的"目中不清，视物不明"自立平肾散治疗，方中重用滋补肝肾药物枸杞、泽泻、当归等药物。"平肾散，治目中不清，视物不明。只可服五剂。黑丑（一钱），泽泻、当归、枸杞（各二钱），白丑、苦参（各八分），水煎食后服"

四、临床证治经验举例

（一）徐春甫"还睛丸"治肝热上扰证

1.**证候表现** 肝热上扰证，多见视物不清，视力缓降，晶珠混浊，或有眵泪，目涩胀；时有头昏痛，口苦咽干，便结；舌红苔薄黄，脉弦或弦数。

2.**治法治则** 清热平肝，明目退障。

《古今医统大全·眼科·病机》用"还睛丸"治疗，方中人参、五味子、细辛辛温益气扶正、托毒排脓；茯苓、山药、车前子健脾利湿；防风、芜蔚子疏风清热；远志合五味子益养心志。

（二）吴谦用"偃月通明散"治肝肾不足证

1.**证候表现** 肝肾不足证，常见视物昏花，视力缓降，晶珠混浊；或头昏耳鸣，少寐健忘，腰膝酸软，口干；舌红苔少，脉细。或见耳鸣耳聋，潮热盗汗，虚烦不寐，口咽干痛，小便黄少，大便秘；舌红少津，苔薄黄，脉细弦数。或烦热口臭，大便不爽；舌红苔黄腻。

2.**治法治则** 补益肝肾，清热明目。

《医宗金鉴·眼科心法要诀》用"偃月通明散"（防风、黄芩、人参、茯苓、辛、芜蔚子）。

思考题

1. 试述新安医家对圆翳内障病因病机的认识。
2. 新安医家在圆翳内障的治疗上有哪些特色？

参考答案

第九节 高风内障

👉 导读

新安医家认为，本病的病位在肝肾，精血亏损是发病的基础，阳气下陷，精血不能上承于目，是发病的关键。病机方面，虚中挟实，精血不足，阳气下陷是本，属虚；肝郁、湿聚、血滞是标，属实。

治疗方面，治在肝、脾、肾，养血益精，益气升阳。禀赋不足，后天调养，以水谷之精充养肾精。脏腑极热以至肝气损目，徐春甫荐用泻肝散治疗；阳衰不能拒阴，程松崖荐用养容汤；肾阳不足，吴谦荐用高风补肝散和高风还睛丸。

高风内障是因先天禀赋不足，脉络细涩，神光衰微所致，以眼外观端好，而以夜盲和视野缩小为主要表现的眼病。

一、病因病机认识

新安医家认为高风内障病位在肝肾，精血亏损是发病的基础，阳气下陷，精血不能上承于目，是发病的关键。病机方面，虚中挟实，精血不足，阳气下陷是本，属虚；肝郁、湿聚、血滞是标，属实。

二、病证诊断鉴别

高风内障需与雀目内障相鉴别。肝虚雀目多发于小儿，初期虽有夜盲，但视野不缩窄，眼底无异常；病情发展则见白睛、黑睛干燥失泽，红赤羞明等症；严重者，黑睛穿孔，晶珠、神膏脱出，眼珠塌陷而失明。吴谦云："雀目内障，患时暮暗朝明，多痒多涩，发作不常，或明或暗，夜中惟能视直下之物，而不能视上，乃肝风邪火上冲于目，致成内障"（《医宗金鉴·外科卷下·总纲·雀目内障歌》）"高风内障之证，两眼至天晚不明，天晓复明。缘肝有积热，肾经虚损，乃阳微阴盛也。"（《医宗金鉴·外科卷下·总纲·高风内障歌》）。

三、治法方药发挥

（一）"泻肝散"清热明目治高风内障

徐春甫认为本病由脏腑极热以致肝气损目，荐用泻肝散。

泻肝散

《古今医统大全》

【组成】知母、黄芩、桔梗、大黄、黑参、羌活、细辛、茺蔚子

【方解】知母、黄芩、黑参苦寒育阴清热，大黄清泻腑热，羌活、细辛辛散驱邪，茺蔚子清肝明目，桔梗引经散邪。

（二）补脾益气、滋阴养血并用

张廷桂对阳衰不能拒阴，荐用养容汤。《眼科要旨·卷下》中说："人或昼视通明，夜视罔见者，此乃阳衰不能拒阴之病。盖平旦阳气生，日中阳气盛，日西阳气已虚，致暮而不见者，气门闭故也，服养容汤益肾丸。凡人之气，六腑为阳，脾胃又为生气之源，或七情过伤，脾胃失职，则阳气下陷。当用养容汤。"方中人参、黄芪、炙甘草补气；当归、生地、白芍养血；升麻升阳举陷，合而用以益气养血，阴阳俱补。

四、临床证治经验举例

（一）吴谦用高风补肝散、高风还睛丸治肾阳不足证

1.证候表现 肾阳不足证多见夜盲，视野进行性缩小，眼底表现可见视乳头颜色蜡黄，视网膜血管变细，视网膜赤道部有骨细胞样色素沉着。伴有腰膝酸软，形寒肢冷，夜尿频，小便清长；舌质淡，苔薄白脉沉细。

2.治法治则 温补肾阳。

3.遣方用药 高风补肝散和高风还睛丸加减（《医宗金鉴·眼科心法要诀·高风内障歌》）。

（1）高风补肝散 用细辛、人参温补肾阳，楮实子、茯苓、车前子健脾益肾明目，元参、石斛益阴，育养肝肾，夏枯草平肝明目，防风、羌活疏风明目。

（2）高风还睛丸 用人参、细辛辛温培补元气，石决明、知母清肝祛风明目，茺蔚子以清肝热，川芎和血理气，木香、茯苓健脾理气，培补中元。

（二）徐春甫用泻肝散治肝肾阴虚证

1.证候表现 肝肾阴虚证，见夜盲，视野进行性缩小，眼底表现可见视乳头颜色蜡黄，视网膜血管变细，视网膜赤道部有骨细胞样色素沉着，伴头晕耳鸣，舌质红少苔，脉细数。

2.治法治则 滋养肝肾。

3.遣方用药 泻肝散。

（三）张廷桂用养荣汤治脾气虚弱证

1.证候表现 脾气虚弱证，常见夜盲，视野进行性缩小，眼底表现可见视乳头颜色蜡黄，视网膜血管变细，视网膜赤道部有骨细胞样色素沉着；面白神疲，食少乏力，舌淡苔

白，脉弱。

2. 治法治则　补脾益气。

3. 遣方用药　养荣汤（《眼科要旨·卷下》）。

【组成】归身、石斛、石菖蒲、生地、炒决明、升麻、人参、白芍、黄芪、枸杞、川芎、甘草

思考题

1. 新安医家对高风内障病因病机的认识。
2. 试述高风补肝散、高风还睛丸、泻肝散和养荣汤治疗高风内障的适应证。

参考答案

第十节　突起睛高

👉 **导读**

新安医家将本病的病因病机责之于风热火毒，上冲于眼所致，对突起睛高的病因病机进行创新，完善了相关理论。在治疗上采用清热泻火，解毒散邪；脓已成者外科切开引流；益气养血，托毒排脓等方法，为临床治疗突起睛高提供了新的方法和途径。

突起睛高是因风热火毒攻目所致，以发病急，单侧患眼突起、疼痛，白睛红赤、肿胀为主要表现的急性眼病。

一、病因病机认识

新安医家将本病的病因病机责之于风热火毒，上冲于眼所致，对突起睛高的病因病机进行创新，完善了相关理论。如孙文胤在《丹台玉案·卷之三·眼疾门》立洗肝饮方治疗突起睛高，方中大量使用疏风清热之药物如山栀、防风、薄荷等，可知孙文胤认为突起睛高是由风热火毒，上冲于眼所致。

二、病证诊断鉴别

突起睛高当与鹘眼凝睛相鉴别。两种疾病皆有眼珠突起，疼痛难忍的临床表现，但突起睛高多为单眼发病，起病急速，眼珠突起，疼痛，转动不灵；胞睑、白睛红赤肿胀，黑睛混浊，珠内灌脓；视力下降，头痛发热，重者恶心呕吐，甚至神志不清；有感冒及眼珠、眼眶周围或全身感染病史，局部红肿疼痛。而鹘眼凝睛为双侧眼球渐渐突起，病势缓，且伴心烦少寐，倦怠易出汗等全身症状，白细胞不升高，睛珠无红肿疼痛。

三、治法方药发挥

（一）强调清热泻火，解毒散邪

新安医家认为，突起睛高是由风热火毒，上冲于眼所致，治宜清热泻火，解毒散邪。

吴谦《医宗金鉴·眼科心法要诀·突起睛高歌》用退热桔梗饮子治疗。孙文胤荐自创方洗肝饮治疗，方中用疏风清热，解毒散邪之剂以散风热邪毒。

退热桔梗饮子

《秘传眼科龙木论》

【组成】桔梗、芒硝、大黄、芫蔚子、白芍药炒、黑参、黄芩、防风

【方解】大黄、芒硝苦寒清泻腑热，芫蔚子、防风疏风清肝热，黑参、黄芩苦寒清热，白芍和营养阴，桔梗疏风清热，引药上行。

洗肝饮

《丹台玉案·卷之三·眼疾门》

【组成】甘草、大黄煨、山栀（各一钱五分），防风、薄荷、羌活、川芎、当归（各一钱）

【功效主治】风毒上攻，赤肿流泪，昏暗羞明，突起高睛。

【用法用量】水煎食后服。

（二）提倡外科切开引流治疗突起睛高

吴谦在《医宗金鉴·眼科心法要诀·突起睛高歌》中有："突起睛高之证，缘风热火毒，上冲于眼，疼痛难忍，睛珠突高胀起。宜先用针出其青涎毒水后，服退热桔梗饮子，用还睛丸调理可愈。"其"用针出其青涎毒水"的思想和现代医学提倡在炎症已化脓局限时，在波动最明显处切开引流的治法一致。

（三）益气养血，托毒排脓

用针出其青涎毒水后，服退热桔梗饮子，用还睛丸调理可愈。

还睛丸

《医宗金鉴·眼科心法要诀·突起睛高歌》

【组成】五味子，人参，茯苓，细辛，山药，车前子，防风，远志，芫蔚子

【方解】人参、五味子、细辛辛温益气扶正、托毒排脓，茯苓、山药、车前子健脾利湿，防风、芫蔚子疏风清热，远志合五味子益养心志。

四、临床证治经验举例

（一）孙文胤用洗肝饮治风火热毒炽盛证

1.证候表现 风火热毒炽盛证，常见起病急速，眼部疼痛，甚至跳痛难忍，泪热如汤，视力下降或骤降。检视眼部，胞睑、白睛红赤肿胀，眼珠或眶内灌脓，睛高突起，甚至高突出眶，转动失灵。全身症见发热恶寒，头痛剧烈，舌红苔黄，脉弦数。

2.治法治则 清热泻火，解毒散邪。

3.遣方用药 洗肝饮。

参考答案

思考题

1. 试述新安医家对突起睛高病因病机的认识。
2. 新安医家在突起睛高的治法方药方面有哪些特点?

参考文献

［1］余瀛鳌，王乐匋.新安医籍丛刊［M］.合肥：安徽科学技术出版社，1995.

［2］汪机.外科理例［M］.北京：中国中医药出版社，2010.

［3］孙文胤.丹台玉案［M］.北京：中医古籍出版社，2012.

［4］徐春甫.古今医统大全［M］.北京：人民卫生出版社，1991.

［5］孙一奎.赤水玄珠［M］.北京：中国医药科技出版社，2023.

［6］孙一奎.医旨绪余［M］.北京：中国中医药出版社，2024.

［7］吴崑.医方考［M］.北京：人民卫生出版社，2007.

［8］吴崑.针方六集［M］.北京：北京科学技术出版社，2018.

［9］郑梅涧.重楼玉钥［M］.北京：中国中医药出版社，2011.

［10］郑梅涧.箑余医语.清.手写本

［11］程国彭.医学心悟［M］.北京：人民卫生出版社，2006.

［12］程国彭.外科十法［M］.北京：人民卫生出版社，1981.

［13］吴谦.医宗金鉴［M］.北京：中医古籍出版社，2023.

［14］郑枢扶.重楼玉钥续篇［M］.杭州：三三医社，1923.

［15］张廷桂.眼科要旨［M］.北京：中国中医药出版社，2022.

［16］王金杰.王仲奇医案［M］.上海：上海科学技术出版社，2004.